100种

家庭常用中药辨、选、用

李爱科/主编

北京东城中医医院副主任医师

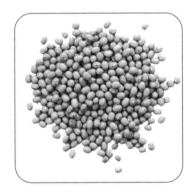

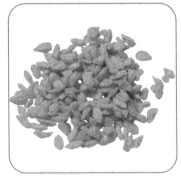
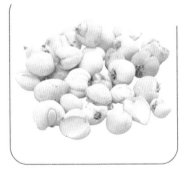

家门口药店、超市就能买到

一味中药养全家，有病去病、无病养生

吉林科学技术出版社

图书在版编目（CIP）数据

100种家庭常用中药辨、选、用 / 李爱科主编. -- 长春：
吉林科学技术出版社，2015.9
ISBN 978-7-5384-9762-5

Ⅰ.①1… Ⅱ.①李… Ⅲ.①中药材－基本知识
Ⅳ.R282

中国版本图书馆CIP数据核字(2015)第223848号

100种家庭常用中药辨、选、用

主　编	李爱科								
编委会	李爱科	刘红霞	牛东升	李青凤	石艳芳	张　伟	石　沛	张金华	葛龙广
	戴俊益	李明杰	霍春霞	高婷婷	赵永利	余　梅	李　迪	李　利	张爱卿
	常秋井	石玉林	樊淑民	张国良	李树兰	谢铭超	王会静	陈　旭	王　娟
	徐开全	杨慧勤	卢少丽	张　瑞	李军艳	崔丽娟	季子华	吉新静	石艳婷
	陈进周	李　丹	逯春辉	李　军	高　杰	高子珺	杨　丹	李　青	
	梁焕成	高　赞	高志强	高金城	邓　晔	高　坤	常玉欣	黄山章	侯建军	李春国
	王　丽	袁雪飞	张玉红	张景泽	张俊生	张辉芳	张　静	张　莉	赵金萍
	石　爽	王　娜	金贵亮	程玲玲	段小宾	王宪明	张玉民	牛国花	许俊杰
	杨　伟	葛占晓	徐永红	张进彬	王　燕				

全案策划　悦然文化
出版人　李梁
策划责任编辑　孟波　赵洪博
执行责任编辑　姜脉松
封面设计　新锋工作室
开　　本　710mm×1000mm　1/16
字　　数　220千字
印　　张　17
印　　数　1-8000册
版　　次　2015年11月第1版
印　　次　2015年11月第1次印刷
出　　版　吉林科学技术出版社
发　　行　吉林科学技术出版社
地　　址　长春市人民大街4646号
邮　　编　130021
发行部电话/传真　0431-85635176　85651759　85635177
　　　　　　　　　　85651628　85652585　85600611
储运部电话　0431-86059116
编辑部电话　0431-85610611
团购热线　0431-85670016
网　　址　www.jlstp.net
印　　刷　长春人民印业有限公司
书　　号　978-7-5384-9762-5
定　　价　39.90元

前言
FORWARD

　　从上古神农氏尝百草而著《神农本草经》，到明代李时珍编修《本草纲目》，再到清代医学家赵学敏撰写《本草纲目拾遗》，中药经过数千年的文化传承，最终成为老祖宗留给我们的珍贵传家宝。

　　中药养生是个古老而时尚的话题。说它古老，因为早在隋唐时期药王孙思邈就在《千金方》中提出"药能恬神养性，以资四气"，可见中药养生历史之久，说其时尚，因为中药养生在当下越来越受到人们的青睐和推崇，并在临床实践中发挥着非常重要的作用。

　　中药养生是指通过服用中药，促使人体气血旺盛、阴阳平衡、脏腑功能正常，增强机体抗病能力，从而达到延缓衰老、益寿之效。以中药为基础的食疗、药膳更是中国传统医学与美食的完美结合。一粥一饭、一茶一汤，只要加入适当的药材，就会成为滋补身体的美味佳肴，既让您品尝了美味又同时拥有健康。

　　为了让您认识中药、选对中药、运用中药呵护您的身体，我们编写了《100 种家庭常用中药辨、选、用》。该书以中医养生理念为指导，博取诸多关于本草的典籍之长，为您和家人送上健康的福音。

　　全书分为上、下两篇，上篇介绍 100 种家庭常用中药的辨、选、用的知识。所选中药多为药、食两用种类，一药一图，美观大方，一目了然。同时，为您送上中药泡茶、泡酒、煮粥、炖汤等多种补益方法；下篇是为您和家人量身打造的中药养生指南，分别从不同体质、人群、疾病、职业等角度，介绍适合每个人使用的中药养生的方案，通俗易懂。

　　您把这本书请回家，哪怕您是一位不懂中医药的"门外汉"，也能在很短的时间内成为一个养生专家。衷心祝福您和您的家人幸福安康！

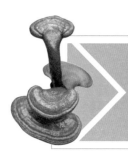

目录
contents

中药养五脏，四季都平安

12　春季用药：养肝护肝

13　夏季用药：养心安神

14　秋季用药：养肺润燥

15　冬季用药：补肾强肾

绪论　关于中药那些事

16　中药有四性，要随性使用

18　酸、甘、苦、辛、咸，五味入五脏

20　中药起名有学问

22　掌握中药配伍之道

24　中药的"十八反"和"十九畏"

25　科学煎煮，药效更好

28　中药（中成药）服用有讲究

30　中药存放讲技巧

31　药食同源，吃对最关键

32　中药之最大盘点

上篇：小中药，大养生：
100种家庭常用中药辨、选、用

一、补气中药
——让身体元气充沛

34　人参：补元气之最

36　西洋参：补气养阴，清虚火

38　黄芪：补气健脾功效好

40　山药：益气生津，补脾肺肾

42　白术：健脾益气，燥湿利水

44　蜂蜜：滑肠通肠，便秘的克星

46　大枣：补中益气，养血安神

48　莲子：养心安神，补脾益肾

50　白扁豆：健脾化湿，和中消暑

52　甘草：调和诸药解百毒

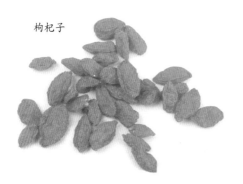

枸杞子

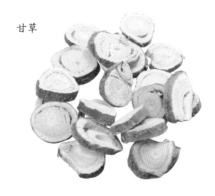

甘草

二、补血中药
——血肉有情之品

54 当归：补血的最佳选择
56 阿胶：补血活血，补虚润肺
58 何首乌：养血填精，还能乌发
60 桂圆肉：养血安神，补虚益智
62 桑葚：补血滋阴生津

桑葚

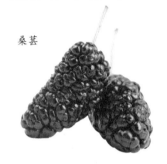

三、补阳中药
——身体强壮，不虚弱

64 鹿茸：名不虚传的补阳壮阳品
66 冬虫夏草：滋补肾阳功效好
68 杜仲：补肝肾，强筋骨
70 肉苁蓉：润肠通便，益精血
72 淫羊藿：补肾壮阳，驱风湿
74 益智仁：温脾暖肾，止泄泻
76 山茱萸：补益肝肾，收敛固涩

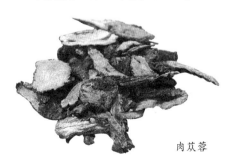

肉苁蓉

四、补阴中药
——滋润肌体，呵护五脏六腑

78 女贞子：补阴之最
80 枸杞子：滋补肝肾，益精养血
82 麦冬：养阴润肺，清心养胃
84 银耳：滋阴润燥，补益肾阴
86 百合：补中益气，养阴润肺
88 牡蛎：健脑益智，降低血压
90 黑芝麻：滋补肝肾，益血润肠
92 玉竹：养阴清热，润肺止渴

五、活血化瘀中药
——气血通畅，百病不侵

94 丹参：活血散瘀，镇静止痛
96 川芎：活血行气，祛风止痛
98 益母草：活血调经，利尿消肿
100 红花：散瘀止痛，通经活血
102 郁金：活血化瘀，解郁行气
104 桃仁：活血化瘀，通便润肠
106 白茅根：凉血止血，清热利尿

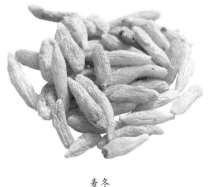

麦冬

六、清热解毒中药
——赶跑体内多余的热和毒

108 金银花：清热解毒，疏散风热
110 绿豆：清热解毒，消暑
112 决明子：清热明目，通便润肠
114 黄连：清热燥湿，泻火解毒
116 菊花：清肝明目，疏散风热
118 马齿苋：清热解毒，凉血止血
120 蒲公英：清热解毒，利尿散结
122 槐米：凉血止血，清肝泻火
124 鱼腥草：化瘀散肿，清热解毒
126 芦根：清热泻火，生津止渴
128 夏枯草：散结消肿，清火明目
130 栀子：清热利湿，凉血解毒

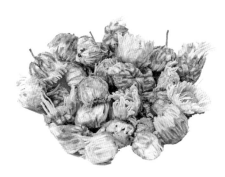

菊花

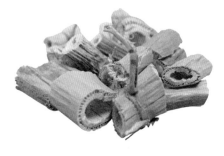

芦根

七、健胃消食中药
——吃饭香，消化好

132 山楂：健脾益胃，消食化积
134 麦芽：健脾益胃，回乳消胀
136 鸡内金：健脾消食，防治结石
138 乌梅：生津止渴，开胃消食
140 木瓜：健脾和胃，活络舒筋
142 莱菔子：消食除胀，降气化痰

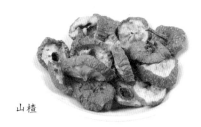

山楂

八、利水渗湿中药
——使人体水道畅通无阻

144 茯苓：利水渗湿，宁心健脾
146 赤小豆：利水除湿，消肿解毒
148 薏苡仁：健脾消肿，利水渗湿
150 荷叶：消暑化湿，凉血止血
152 冬瓜皮：消肿利尿，消烦渴
154 芦荟：清热通便，滋润肌肤

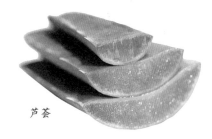

芦荟

九、养心安神中药
——心神安宁，睡得香

156 酸枣仁：养肝宁心，安神敛汗
158 灵芝：补气安神，延缓衰老
160 柏子仁：养心安神，润肠通便
162 合欢皮：安神解郁，活血消肿
164 远志：安神益智，祛湿化痰

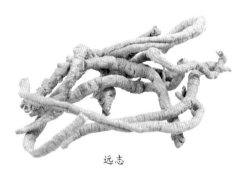

远志

十、疏肝理气中药
——不让体内肝气胡作非为

166 枳实：消积破气，化痰散痞
168 陈皮：燥湿化痰，理气健脾
170 佛手：疏肝理气，和胃止痛
172 玫瑰花：理气解郁，和血散瘀
174 香橼：疏肝解郁，宽中化痰
176 薤白：通阳散结，行气导滞

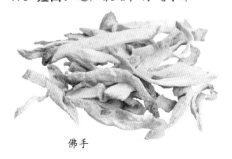

佛手

十一、止咳化痰中药
——润肺化燥，咳喘不来扰

178 川贝：清热润肺，止咳化痰
180 胖大海：利咽解毒，润肠通便
182 苦杏仁：止咳平喘，润肠通便
184 桔梗：润肺止咳，祛痰排脓
186 枇杷叶：清肺祛痰，和胃降逆
188 罗汉果：清热润肠，滋润咽喉
190 白果：敛肺定喘，调精止带

十二、解表发汗中药
——干掉皮肤表面的"邪气"

192 桂枝：发汗解肌，温经通脉
194 生姜：温中散寒，除湿发汗
196 防风：祛风解表，解痉止痛
198 白芷：祛风除湿，通窍止痛
200 葱白：发汗解表，散寒通阳
202 薄荷：疏风散热，清利头目
204 柴胡：和解表里，疏肝解郁
206 广藿香：芳香化浊，和中止呕
208 桑叶：疏风清热，清肝明目
210 紫苏：止咳化痰，降血脂
212 葛根：解肌退热，生津透疹

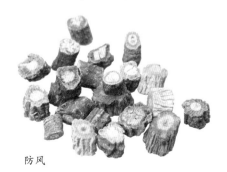

防风

十三、收敛固精中药
——守住精气神，别让它漏掉

214 五味子：收敛固精，呵护五脏
216 芡实：益肾固精，补脾止泻
218 肉豆蔻：温中行气，涩肠止泻
220 覆盆子：固精益肾，养肝明目

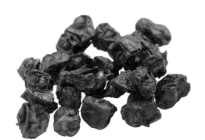

五味子

十四、温里祛寒中药
——让身体内的寒气烟消云散

222 丁香：温中暖胃，消除腹痛
224 肉桂：补火助阳，散寒止痛
226 八角茴香：温中散寒，理气止痛
228 花椒：温中散寒，杀虫止痒
230 小茴香：散寒止痛，理气和胃
232 胡椒：温中下气，清痰解表
234 专题 服用中药常用"药引"

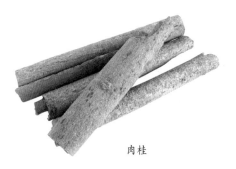

肉桂

一、怎样选中药？
体质告诉你

237 平和体质：绿豆、薏米、山药
238 阳虚体质：鹿茸、杜仲、冬虫夏草
239 阴虚体质：枸杞子、百合、玉竹
240 气虚体质：人参、黄芪、山药
241 血瘀体质：丹参、川芎、桃仁
242 痰湿体质：赤小豆、白扁豆、茯苓
243 湿热体质：薏米、金银花、决明子
244 气郁体质：柴胡、玫瑰花、菊花
245 特禀体质：黄芪、白术、防风

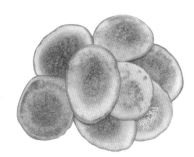

鹿茸

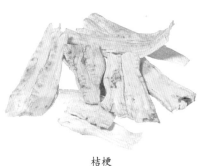

桔梗

二、吃对中药，小病小痛全跑掉

三、特殊群体，对号入座选中药

246 感冒：葱白、生姜、薄荷、菊花
247 咳嗽：生姜、百部、川贝、百合
248 便秘：芦荟、蜂蜜、肉苁蓉
249 腹泻：广藿香、砂仁、糯米
250 呕吐：生姜、陈皮、广藿香
251 慢性胃炎：人参、莲子、玉竹
252 高血压：山楂、夏枯草、玉米须
253 糖尿病：枸杞子、山药、西洋参
254 血脂异常：山楂、陈皮、白果
255 冠心病：何首乌、柏子仁、三七
256 阳痿：肉苁蓉、芡实、枸杞子
257 早泄：韭菜子、白果、锁阳
258 痛经：红花、山楂、川芎
259 白带过多：薏苡仁、山药、白扁豆
260 产后虚弱：太子参、黄芪、当归
261 小儿发热：荷叶、芦根、金银花
262 小儿咳嗽：川贝、杏仁、石菖蒲
263 小儿厌食：神曲、鸡内金、山楂

264 体虚孩子：黄芪、山药、麦芽
265 中年男性：白芍、葛根、枸杞子
266 中年女性：桂圆、益母草、大枣
267 老年人：灵芝、白果、莲子
268 电脑族：金银花、决明子、鱼腥草
269 夜猫族：薄荷、枸杞子、菊花
270 饮酒族：白扁豆、菊花、葛根
271 吸烟族：百合、麦冬、罗汉果
272 附录　家庭常用中成药

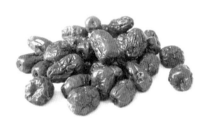

大枣

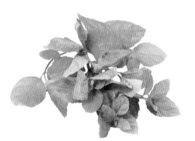

薄荷

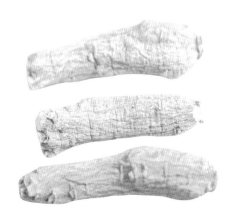

西洋参

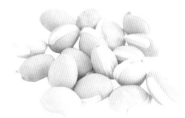

白扁豆

常用中药名拼音索引

B

八角茴香/226

白扁豆/50

白果/190

白茅根/106

白术/42

白芷/198

百合/86

柏子仁/160

薄荷/202

C

柴胡/204

陈皮/168

葱白/200

赤小豆/146

川贝/178

川芎/96

D

大枣/46

丹参/94

当归/54

冬虫夏草/66

冬瓜皮/152

丁香/222

杜仲/68

E

阿胶/56

F

防风/196

佛手/170

蜂蜜/44

茯苓/144

覆盆子/220

G

甘草/52

枸杞子/80

葛根/212

广藿香/206

桂圆肉/60

桂枝/192

H

何首乌/58

荷叶/150

合欢皮/162

黑芝麻/90

红花/100

胡椒/232

花椒/228

黄连/114

黄芪/38

槐米/122

J

鸡内金/136

金银花/108

菊花/116

桔梗/184

决明子/112

K

苦杏仁/182

L

莱菔子/142

莲子/48

灵芝/158

芦根/126
芦荟/154
鹿茸/64
罗汉果/188
绿豆/110

M

马齿苋/118
麦冬/82
麦芽/134
玫瑰花/172
牡蛎/88
木瓜/140

N

女贞子/78
胖大海/180
枇杷叶/186
蒲公英/120

Q

芡实/216

R

肉豆蔻/218
肉桂/224
肉苁蓉/70
人参/34

S

山药/40
山楂/132
山茱萸/76
桑葚/62
桑叶/208
生姜/194
酸枣仁/156

T

桃仁/104

W

乌梅/138
五味子/214

X

西洋参/36
夏枯草/128
香橼/174
小茴香/230
薤白/176

Y

益母草/98
益智仁/74
薏苡仁/148
银耳/84
淫羊藿/72
鱼腥草/124
郁金/102
玉竹/92
远志/164

Z

枳实/166
紫苏/210
栀子/130

中药养五脏，四季都平安

春季用药：养肝护肝

中医认为，人的健康跟自然界四季是相互关联的。春天跟肝是对应的。春天是万物复苏的季节，人体的肝也是主生发、向上的，所以春天是肝旺之时。在春季，用药要以养护肝脏为重点。

宜

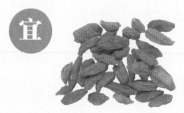

☑ 枸杞子

清肝明目、滋养肝阴，是养肝的要药。

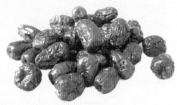

☑ 红枣

保护肝脏，增强免疫力。

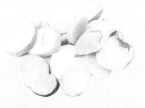

☑ 白芍

养阴柔肝，疏泄条达，益气生发。

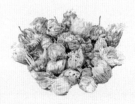

☑ 菊花

春天肝气过盛，菊花可抑制过旺的肝气。

忌

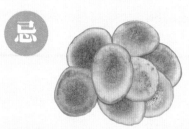

✕ 鹿茸

春天阳气生发、肝气旺盛，不宜服用壮阳之品。

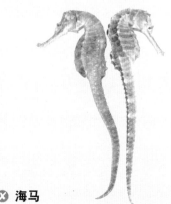

✕ 海马

壮阳气之品，春季服用易伤肝气。

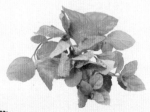

✕ 薄荷

薄荷中含有胡薄荷酮，能迅速耗竭肝脏的还原型谷胱甘肽。

夏季用药：养心安神

　　夏季，人体代谢处于一年中最旺盛的时期。暑热过盛，极易耗伤心阴，应以清补淡补为主，遵循利湿消暑、清火养阴、化湿运脾的原则，宜吃具有养心安神、发汗泻火之效的药材。

 宜
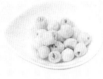

 忌

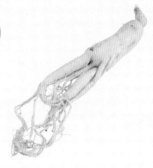

✅ **莲子**
健脾固肠、养心安神，可治心悸、虚烦、失眠。

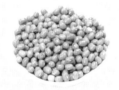

❌ **人参**
人参为大补之物，夏季不宜过分滋补。

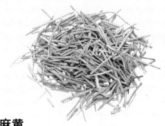

✅ **绿豆**
清热解毒，消暑利尿。

❌ **麻黄**
有很强的解表作用，夏季服用易伤津耗心气。

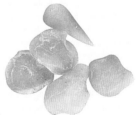

✅ **茯苓**
清火解暑，益气生津。

❌ **附子**
药性热，夏季服用易出现发热、出血等情况。

✅ **百合**
养心安神，清心火。

秋季用药：养肺润燥

中医学强调，秋季是肺脏当令的季节。肺喜润而恶燥，秋季气候干燥，最容易损伤肺，因此这一季节尤其要注意对肺的保养，预防肺病。肺是非常娇嫩的器官，它喜"湿"不爱"干"。因此，在秋季要从内部调养肺，给它足够的水分。

 宜

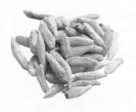

✓ **麦冬**
养阴清热，润肺止咳。

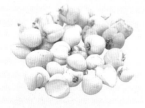

✓ **川贝**
滋阴养肺，止咳化痰。

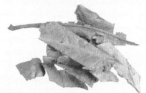

✓ **枇杷叶**
清肺止咳，生津液。

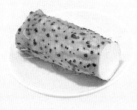

✓ **山药**
补肺气。

 忌

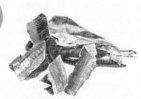

✗ **地龙**
秋季是哮喘高发季，地龙含有大分子蛋白质，易致过敏。

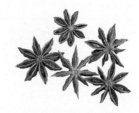

✗ **八角**
属辛辣之品，易助燥伤阴，加重内热。

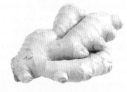

✗ **生姜**
属辛辣之品，易助燥伤阴，加重内热。

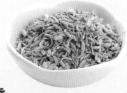

✗ **小茴香**
属辛辣之品，易助燥伤阴，加重内热。

冬季用药：补肾强肾

　　冬三月草木凋零，兽藏虫伏，是自然界万物闭藏的季节。五脏之中，肾是主藏的脏腑。在肾脏中藏有充足的精气，我们来年的身体才能健康。若肾脏虚弱，则无法调节机体适应严冬的变化。因此，冬季用药要注意养肾护肾。

 宜

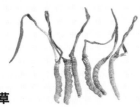

✅ **冬虫夏草**

益肾补肾。

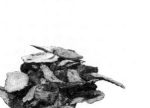

✅ **肉苁蓉**

补肾助阳，益精血。

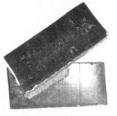

✅ **阿胶**

补血要药。冬主收藏，正是补血好时机。

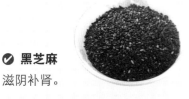

✅ **黑芝麻**

滋阴补肾。

忌

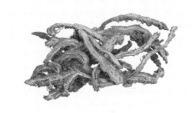

❌ **芦荟**

性味苦寒，冬季用可能会损伤肾脏。

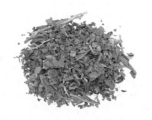

❌ **黄连**

大苦大寒，脾胃虚弱者忌用。

❌ **大青叶**

大寒，冬季用容易损伤阳气。

绪论 关于中药那些事

中药有四性，要随性使用

⊙中药的四性也称为四气，指的是药物的性质，即药物的寒、热、温、凉四种不同的属性。

寒凉和温热是两种对立的药性，其中寒与凉、温与热的区别，仅是程度上的差异。凉是微寒，热是大温，也就是说，寒与凉是同一性质，热与温也是同一性质。在使用中药治病时，调理热证的是寒凉药物，调理寒证的是温热药物。

此外，还有一种平性药物，即药性较平和，偏热、偏寒不明显，未越出寒、热、温、凉四性范围，既可用于热证，又可用于寒证。

温热性质的中药

有温里、祛寒、化湿、行气、补阳的作用，主要用于治寒证、阴证，代表药物有干姜、高良姜、鹿茸、当归、桂圆肉、大枣、海马等。

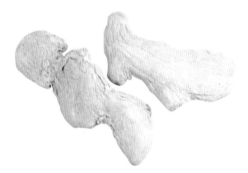

⊙干姜

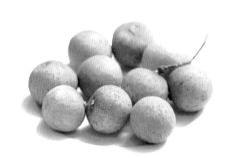

⊙桂圆

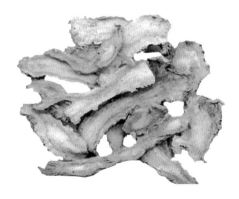

⊙当归

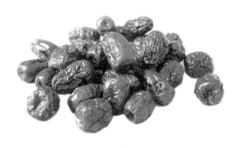

⊙大枣

寒凉性质的中药

　　有清热、泻火、解毒、凉血、补阴的作用，主要用于治热证、阳证，代表药物有芦根、淡竹叶、黄连、穿心莲、桑叶、金银花、绿豆等。

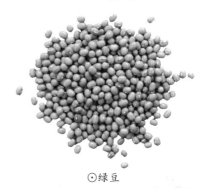

⊙芦根

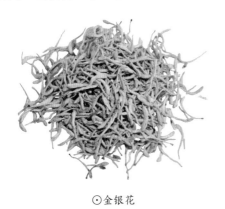

⊙金银花

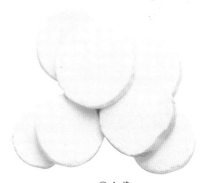

⊙绿豆

平性的中药

　　药性平和，寒证或热证都可以配伍选用，代表药物有山药、茯苓、太子参、灵芝、蜂蜜、阿胶、甘草、枸杞子等。

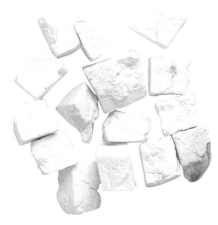

⊙山药

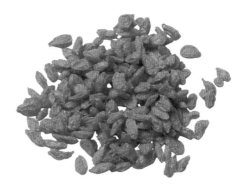

⊙茯苓

⊙枸杞子

酸、甘、苦、辛、咸，五味入五脏

⊙中药的五味，指的是其具有酸、甘、苦、辛、咸五种味道。中药的五味有两种意义，一是指药物本身的滋味，二是指药物的作用范围。实际上，中药的味道不止五种，有些中药具有淡味和涩味，但五味是中药最基本的五种味道。

酸　对应脏腑：肝

◆ 作用：酸味药有"收敛固涩"的作用，能够生津开胃、收敛止汗。而一般有酸味的药也常用于调理虚汗、泄泻等，酸味能改善肝功能，帮助解酒，促进胆汁和胰脏消化液分泌。

◆ 代表中药：山茱萸、覆盆子、山楂、白芍、香橼等。

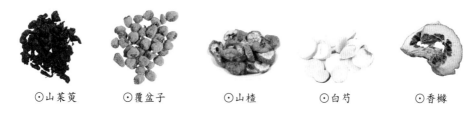

⊙山茱萸　　⊙覆盆子　　⊙山楂　　⊙白芍　　⊙香橼

甘　对应脏腑：脾

◆ 作用：甘味药"能补、能和、能缓"，也就是说它们有补益、和中、缓急的效果，常用于调理虚证、肝脾不适、脾胃不和等症。

◆ 代表中药：甘草、党参、葛根、枸杞子等。

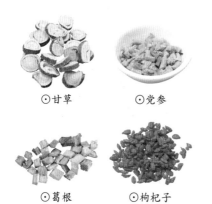

⊙甘草　　⊙党参

⊙葛根　　⊙枸杞子

中药知识链接

淡味和涩味中药

淡指的是淡而无味，淡味的中药主要作用是渗湿利尿，一些有通便利尿效果的中药多为淡味，如薏苡仁、茯苓、泽泻、灯芯草等。

涩味中药多用于治疗虚汗、泄泻、遗精、出血等症，有收敛止汗、固精止泻的作用，常见的中药有浮小麦、乌梅等。

苦　对应脏腑：心

◆ 作用：苦味药有"泻、燥、坚"的效果，即能泻下、燥湿和坚阴，常用于调理热结便秘、气逆咳喘以及一些湿热病等，能够起到宣泄火气、除烦降火的效果。

◆ 代表中药：山栀、大黄、黄连、苦参、杏仁、厚朴等。

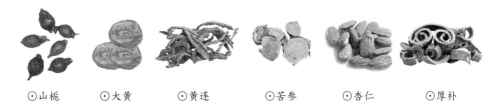

⊙山栀　　⊙大黄　　⊙黄连　　⊙苦参　　⊙杏仁　　⊙厚朴

辛　对应脏腑：肺

◆ 作用：发散、行气、活血是辛味药物的显著功效，对外感表证、气血瘀滞等有很好的调理作用。

◆ 代表中药：薄荷、川芎、胡椒、香附等。

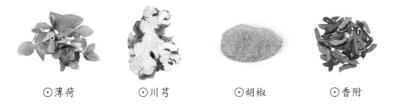

⊙薄荷　　　⊙川芎　　　⊙胡椒　　　⊙香附

咸　对应脏腑：肾

◆ 作用："能下能软"是咸味药的特点，说的是咸味药不仅有润下通便、软坚散结的功效，还能起到很好的补肾强身的作用。

◆ 代表中药：牡蛎、肉苁蓉、石决明等。

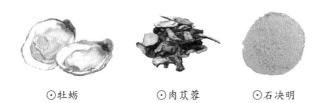

⊙牡蛎　　　⊙肉苁蓉　　　⊙石决明

中药起名有学问

⊙中药的命名包含许多方面的内容，绝不仅仅是简单地起个名字而已。它的命名规律是历代医药学家从长期的诊疗和实践中总结和积累出来的。

一般来说，中药的命名规律可以总结为几个方面：产地、功效、颜色、气味、形态特征、药物部位、生长采集期限、人名、加工后类型等。

以产地命名

以产地命名是最常用的命名方法，地域不同，药物的生长环境不一样，药效也会不一样。

如贝母分为川（四川）贝母、浙（浙江）贝母等。

川贝：生产在四川的贝母。

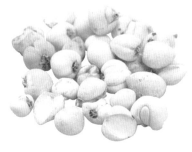

⊙川贝

以功效命名

如接骨木、补骨脂、骨碎补、益母草，属于此类，这类药物有特殊的治疗效果。

续断："主接骨，续断骨"。

以颜色命名

金银花、黄芩、青皮、青黛、紫草等，属于此类。

金银花：一树双花，相伴而生，黄色灿烂如金，白色纯洁似银，因此而得名。

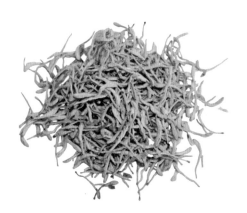

⊙金银花

以形态特征命名

如人参、白头翁、猫爪草等，它们与人、动物等有相似的地方，于是就有了这些独特的名字。再如牛膝，因其茎节膨大似牛之膝，故名。

人参：因其形态特征长得像人，故名"人参"。

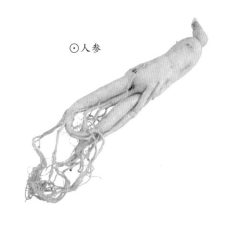

⊙人参

以药物部位命名

这种命名方法可以帮助了解药物的利用部位，便于采集、收藏等。如板蓝根、牡丹皮、桑叶、桂枝等。

桂枝：肉桂树的枝。

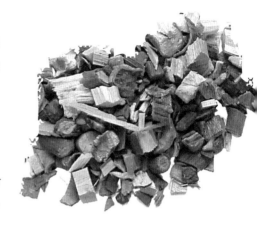

以生长采集期限命名

半夏、迎春、忍冬藤、霜桑叶等药物的命名，可以告知人们何时采集药物是最佳时期，以免失去良机。

霜桑叶：秋天采摘的桑叶。

⊙桂枝

以气味命名

如甘草、香附、鱼腥草，因有特别的气味而得名。

鱼腥草：叶子及根茎均有鱼腥味。

以人名命名

此种命名有很大的纪念意义：如杜仲、徐长卿、刘寄奴。

刘寄奴：以南北朝宋武帝刘裕的小名命名。

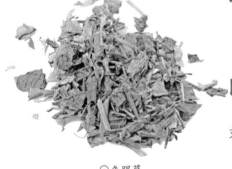

⊙鱼腥草

以加工成型命名

以此种方法命名的药物较少。如半夏曲，属于曲剂。曲剂是将药末与面粉混合均匀，不干不湿，发酵切块，多用于健脾胃、助消化。

中药知识链接

中药的归经是怎么回事

归有"归属"之意，经是人体经络的概称，中药归经指的是中药的性味能够进入人体经络，从而产生作用。人体有十二经脉，对应五脏六腑，一种中药一般对一个或几个部位起作用，也就是一种药材有一个或几个归经。

了解中药的归经，可帮助提高用药的准确性。比如何首乌归肝、肾经，就可以调补肝肾。

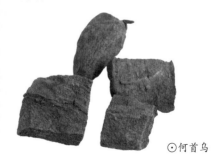

⊙何首乌

掌握中药配伍之道

⊙中药配伍是指有目的地按病情需要和药性特点将两种或两种以上的药物进行配合使用，利用药物之间的相互作用来提高药效、减少或消除药物的毒性，从而能够安全、有效地发挥药物的功效。保证安全和提高疗效的配伍方法主要有相须、相使、相畏、相杀、相恶、相反几种。

相须

性能功效相似的药物进行合理的配合应用，可以增强其原有的疗效。

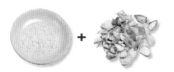

石膏+知母

石膏和知母配合，可以明显增强清热泻火的调理功效。

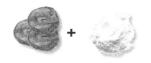

大黄+芒硝

大黄与芒硝配合，可以明显增强攻下泻热的治疗效果。

相使

药物的性能和功效有一些共性，或者调理目的相同，以其中一味药为主，另一味药相辅，能提高主药的疗效。

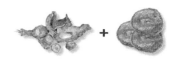

黄芩+大黄

黄芩与大黄配合，大黄能提高黄芩清热泻火的调理功效。

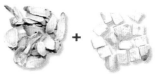

黄芪+茯苓

黄芪与茯苓配合，茯苓能够提高黄芪补气利水的调理效果。

相畏（相杀）

一种药物的毒性反应或副作用，能被另一种药物减轻或消除。如生半夏、生南星的毒性能被生姜减轻或消除，所以说生半夏生南星畏生姜。

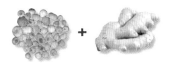

生半夏（或生南星）+生姜

生半夏（或生南星）的毒性能被生姜减轻或消除。

相恶

两种药物合用，一种药物与另一种药物相作用，而致原有的功效降低，甚至丧失药效。

相反

两种药物合用，能产生毒性反应或副作用。最常提及的就是"十八反"和"十九畏"。

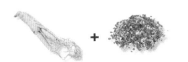

人参+ 莱菔子

人参的补气作用下降。

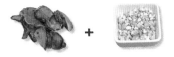

乌头+ 半夏

产生毒副作用。

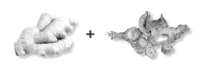

生姜+ 黄芩

生姜的温肺温胃功效降低。

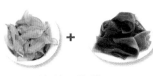

海藻+ 海带

产生毒副作用。

中药的"十八反"和"十九畏"

⊙有些中药的配伍具有相互抵消甚至对抗的作用，会使中药的毒副作用增强，所以要绝对禁止使用这些配伍。中药的相反配伍，主要包括中药学特别提出的"十八反"和"十九畏"。

中药的"十八反"

歌诀：

本草明言十八反，半蒌贝蔹芨攻乌；

藻戟遂芫俱战草，诸参辛芍叛藜芦。

歌诀释义：

乌头反半夏、瓜蒌、贝母、白蔹、白芨；甘草反海藻、大戟、甘遂、芫花；藜芦反人参、丹参、沙参、苦参、玄参、细辛、芍药。其中玄参为《本草纲目》增入，所以实有19种中药，但仍沿袭"十八反"的说法。本草著作中已经明确提出以上中药配伍应用时可能产生毒副作用，对人体会造成损害，所以不能相互配伍。

中药的"十九畏"

歌诀：

硫黄原是火中精，朴硝一见便相争；

水银莫与砒霜见，狼毒最怕密陀僧；

巴豆性烈最为上，偏与牵牛不顺情；

丁香莫与郁金见，牙硝难合荆三棱；

川乌草乌不顺犀，人参最怕五灵脂；

官桂善能调冷气，若逢石脂便相欺；

大凡修合看顺逆，炮滥炙煿莫相依。

歌诀释义：

在诸多中药之中，硫黄与朴硝，水银与砒霜，狼毒与密陀僧，巴豆与牵牛，丁香与郁金，牙硝与荆三棱，川乌、草乌与犀角，人参与五灵脂，官桂与石脂都不能相互配伍应用，在炮制和使用过程中都要特别注意。

科学煎煮，药效更好

⊙清代医学家徐灵胎在他的《医学源流》中曾说："煎药之法，最宜深讲，药之效与不效，全在乎此。"由此，我们可以看出药物煎煮的重要性。

通常，每一服中药都只由一种或两种药物构成，很多时候也包含几种甚至十几种的药物。由于不同药物之间的成分千差万别，性质也各不相同，在煎煮的过程中，它们之间必然会产生化学变化，药效也就因此而变得十分奇妙。如果掌握不好的话，药物的功效就会受到影响。因此，重视中药的煎煮就显得非常重要了。

中药的煎煮方法

煎煮器具

中药煎煮最好用特制的砂锅，也可用搪瓷锅或不锈钢锅，近年来认为陶瓷器具较好，但绝不能用铜、铁、铝、锡等器具，以免影响药效。

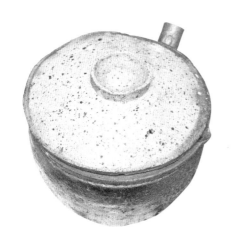

煎药用的砂锅

煎前浸泡

煎煮中药前，先用凉水或温水浸泡30~60分钟，夏季浸泡时间可短些，冬季可以长些。需要注意，浸泡中药绝对不能用沸水。

煎煮用水

煎煮中药，要用新鲜清洁的自来水、井水、泉水。中药的煎煮通常是一剂药煎两次，分别是头煎和二煎。而在煎煮过程中，用水的量要掌握好，加水量以淹没全部中药为准，其中头煎的水最好高出药面 3 厘米，二煎则以水没过药面为宜。另外，小儿的煎药水量宜减少些。

煎煮火候与时间

火候指火力大小与火势急慢（大火、急火称武火；小火、慢火称文火）。一般未沸前用武火，沸后用文火。煎煮时间一般为水沸后 20~30 分钟。

不同作用的药	头煎时间（分钟）	二煎时间（分钟）
解表药	10~20	10~15
一般药	20~25	15~20
滋补调理药	30~35	20~25

特殊中药的煎煮方法

先煎

某些矿物类（如石膏）及贝壳类药物（如牡蛎、石决明等），应将药物打碎后，先放入水中煎 20~30 分钟，再放入其他药物同煎，这叫先煎。

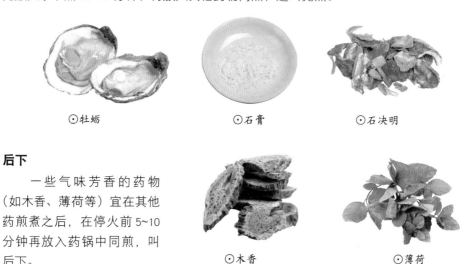

⊙牡蛎　　　　　　⊙石膏　　　　　　⊙石决明

后下

一些气味芳香的药物（如木香、薄荷等）宜在其他药煎煮之后，在停火前 5~10 分钟再放入药锅中同煎，叫后下。

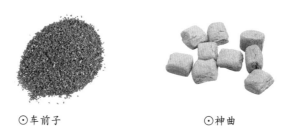

⊙木香　　　　　　⊙薄荷

包煎

适用于粉末状、有黏性、有绒毛的药物，宜先将药物用纱布包好，再放入药锅内和其他药物同煮，叫包煎。比如车前子、神曲、辛夷等。

⊙车前子　　　　　　⊙神曲

另煎

有些较为贵重的药物（如人参、三七、羚羊角等），宜采用单独煎煮服用，避免在与其他药物一同煎煮的过程中损失其有效成分。

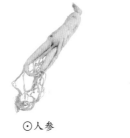
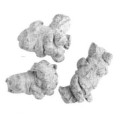

⊙人参　　　　　　⊙三七

溶化

又称烊化。指有些胶质性中药（如阿胶、鹿角胶等）或黏性易溶的药物（如饴糖），不需特别煎煮，直接溶化在煎好的药液中服用。

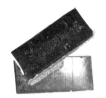

⊙阿胶

泡服

对于一些用量少，而且药物中的有效成分容易溶出的中药（如胖大海、桑叶等）不需煎煮，直接用开水浸泡饮用即可。

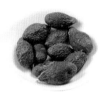

⊙胖大海　　　　　⊙桑叶

冲服

某些细粉性中药（如三七粉）或液体性中药（如竹沥水）可以直接用温水冲服，避免损失药效。

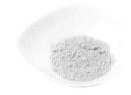

⊙三七粉

煎汤代水

所谓"煎汤代水"，就是把一帖药分两次煎煮，先煎好一部分药材，去渣，存液，再用这些药液续煎另外一部分药材。这种方法适合一些需要取澄清药液服用的中药，或者吸水量大的中药。比如玉米须、丝瓜络、益母草等。

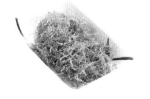　　　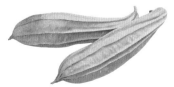　　　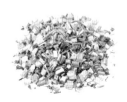

⊙玉米须　　　　　⊙丝瓜络　　　　　⊙益母草

中药（中成药）服用有讲究

⊙中药或中成药的服用是一门学问，服用合理可以养生祛病；服用不合理不但不能祛病，而且还会产生副作用。

服药时间有讲究

药物的功效不同，调治的病症也不同，所以在服药时间上也有一定的区别。

宜饭前服用的药物

补益药： 六味地黄丸、补中益气丸、生脉散、左归丸、人参系列药品、西洋参口服液等宜在饭前服用，利于吸收并充分发挥其补益作用。

化痰止咳平喘药： 半夏、天南星、贝母、桑白皮、胖大海、杏仁、桔梗等均宜在饭前服用，这样祛痰镇咳作用明显。

宜饭后服用的药物

解表药： 麻黄、桂枝、荆芥、防风、生姜、薄荷、桑叶、菊花、柴胡等，最好在早饭后服用。中医认为："午前在阳当发汗，午后为阴不宜汗。"

健胃药： 香砂养胃丸、健脾丸、六味安消胶囊、保和丸、健胃消食片等，饭后服用有利于其充分接触食物，达到健脾和胃、消食化积之功效。

辛辣刺激的药物： 干姜、川椒、旋复花、乳香等，饭后服用可减少对胃黏膜的刺激。

清热泻火药： 石膏、知母、栀子、黄连、黄柏、黄芩、穿心莲、竹叶、龙胆草等，这些药物药性偏于寒凉，对胃有一定的刺激，饭后服用可减少这些不良反应的发生。

宜睡前服用的药物

安神药： 枣仁安神胶囊、甜梦口服液、归脾丸、枣仁胶囊、天王补心丹等在睡前 30~60 分钟服用，有利于迅速入睡。

润肠药： 麻仁、郁李仁、蜂蜜、核桃仁、柏子仁等睡前服用有利于消除肠胃积滞，使排便更轻松。

宜空腹服用的药物

驱虫药： 槟榔、使君子、川楝子等空腹服用，有利于药效发挥，达到药到虫除的效果。

攻下药： 大承气汤、大黄牡丹汤、番泻叶、牵牛子、巴豆等空腹服用有利于药物直接作用于肠道，缓解肠道瘀阻。

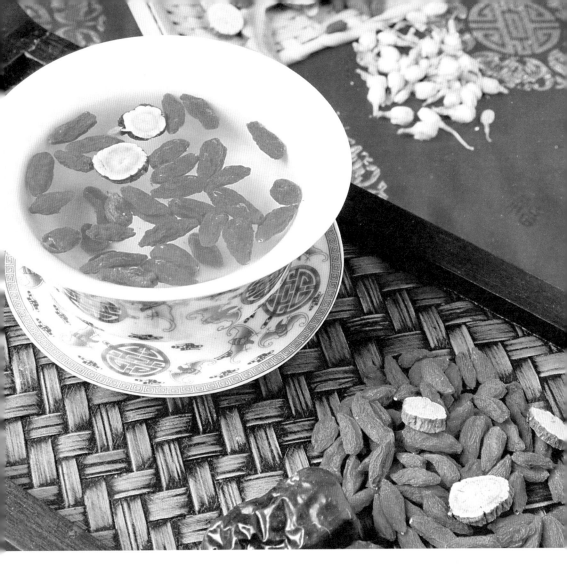

中药服用也有禁区

就像有些食物不能同时食用一样，某些药物、食物之间也存在一定的"对抗"关系，如果搭配不合理，很可能会影响药效，有的甚至会影响健康。

1. 服药时，不宜吃豆类、肉类、生冷及难消化的食物。这样可以减少病人的胃肠负担，促进药效的发挥。

2. 解表药、透疹药不宜搭配生冷、酸味食物，这类食物由于有收敛作用，会影响其药效。

3. 不要用茶水服药。茶叶中含有的鞣酸会与药物中的蛋白质、生物碱、重金属等发生反应，影响药物疗效，甚至导致其失效或引起不适。

4. 女性怀孕期间用药禁忌：一般有活血破气、滑利攻下、芳香透疹作用的药物以及大辛大热、有毒之品等，都要远离。常见的如红花、薏苡仁、丁香、肉桂、巴豆等。另外，女性孕期用药一定要遵医嘱，切不可盲目选药、服药。

5. 中药不宜与西药同时服用，两者的间隔最好在 2 小时以上。

中药存放讲技巧

⊙中药存放的合理与否会直接影响到药物的疗效，存放不当甚至会导致药材变质、失效，有的还会产生副作用。因此，中药存放也是一项大学问。

分类存放

1. 常用的药物与不常用的药物要分开。

2. 易受潮、生虫、变质的药物宜单独存放。如果药物已变质，要尽快扔掉，不能再用，否则会影响其他正常药物的疗效，食用后很可能给机体带来危害。另外，从医院取回调剂好的汤剂，如果在短期内没有服用完，为保证汤剂质量，一定要将其冷藏保存，避免药材发霉、生虫。

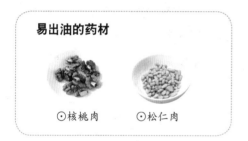

易出油的药材

⊙核桃肉　　⊙松仁肉

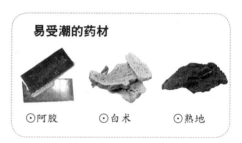

易受潮的药材

⊙阿胶　　⊙白术　　⊙熟地

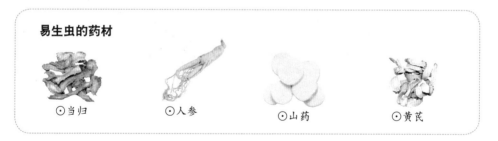

易生虫的药材

⊙当归　　⊙人参　　⊙山药　　⊙黄芪

存放环境如何选

环境对中药的影响很大，选择一个合理的存放空间，对药物疗效有很好的保护作用。

1. 通常，中药应避光保存，避免与湿的东西接触，宜放在阴凉干燥处，用塑料袋或防潮纸密封保存。

2. 药材不要放在冰箱。冰箱的水汽会让药材变软、发霉、生虫等。

3. 对动物类的药物，存放时最好在器皿下面放一些石灰，起到干燥的作用。

4. 参类的药材，包好以后放在有生石灰的密闭容器中，还要在容器口喷洒一些高浓度的白酒，这样有利于保持药物的干燥和清香。

药食同源，吃对最关键

⊙药膳是一种兼有药物功效和食品美味的特殊膳食，它"寓医于食"，既有营养价值，又可防病治病、保健强身。

药膳的特点

美味可口：药膳以食物为主，选用的药物也多属于平和之品，经过特殊加工，食之味美，观之形美，功效在饱腹之后，收益在享乐之中。

易于久服：药膳的品种主要来源于历代长期实践中证明确实有效的方药，加之其制作的剂型又是菜肴、饮料、糕点等美味佳品，最易被中老年人接受，因此便于长久服用。

安全有效：药膳一般采用性味平和、安全而无副作用的中药配制，其主要作用是提高机体抗病能力和加强对疾病的辅助治疗。它虽不求速效，但也不伤正气，而且能使疾病缓解或痊愈。

人参童子鸡：气虚体弱者可服用；风热感冒者食用，则会火上浇油

进补注意事项

因人而异：使用药膳进补要根据自己的体质及健康状况来定，如黄芪老母鸡汤，因黄芪性温补气，老母鸡也是温补之品，对气虚体弱者有补益作用，如果风热感冒者食之，则会"火上浇油"，加重感冒，甚至流鼻血。

因时而宜：食用药膳如不分季节，反而对身体有害，如当归羊肉汤，当归性温补血，羊肉甘温益气，两者都属温热之物，适于冬天进补；夏天天气炎热，若食之，就会热上加热。

掌握剂量：药膳短期内不宜进食过多，量大量小直接关系着药效，不分剂量，盲目食用，容易引起严重后果。

科学烹制：烹饪时，若药物较多或存在明显不适气味的，可用纱布将药物包裹与食物一起烹制，食用中药一般可与食物一起烹制。

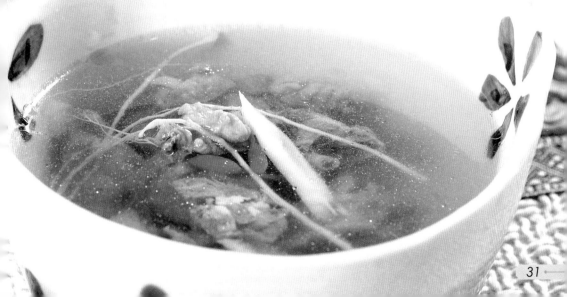

中药之最大盘点

药名	之最	功效
人参	补气之最	大补元气，补脾益肺
鹿茸	补阳之最	壮肾阳，益精血，强筋骨
麻黄	发汗之最	发汗解表，利水消肿
石膏	清热之最	清热，除烦，止渴
黄连	泻火之最	清热燥湿，泻火解毒
麝香	开窍之最	开窍通闭，醒神
酸枣仁	安神之最	养心安神，益阴敛汗
使君子	驱虫之最	杀虫消积
广藿香	芳香化湿之最	解暑发表，理气和胃
茯苓	利水渗湿之最	通淋利水
贝母	化痰之最	清肺，止咳，化痰
女贞子	补阴之最	补益肝肾阴虚
枳实	理气之最	消积导滞，破气
三七	止血之最	活血行瘀
当归	补血之最	补血活血，调经止痛，润肠通便
独活	祛风之最	祛风湿，止痹痛
杏仁	止咳之最	降气，止咳平喘，润肠通便
金银花	清热之最	清热解毒
薄荷	辛凉之最	宣散表邪，清热
山药	补脾之最	健脾补肺，益胃健肾

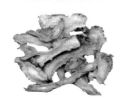

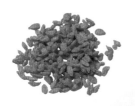

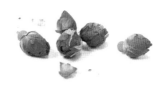

◆上篇◆

小中药，大养生

100种家庭常用中药辨、选、用

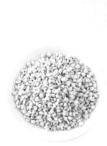

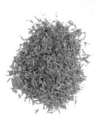

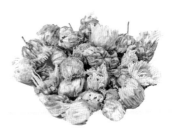

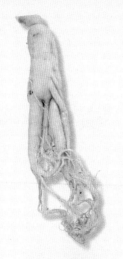

人参

Ren Shen

补元气之最

⊙人参是世界闻名的滋补珍品，并有"补气第一圣药"的美誉。人参形状特异，犹如人的形状，食之可长寿。史载，乾隆皇帝经常含服人参，是中国历史上最长寿的皇帝。

别名： 人衔、鬼盖、土精

性味： 性温、平，味甘、微苦

归经： 归肺、脾、心、肾经

功效： 补益心气；增强肺功能、补益肺气、补脾健胃

药典摘要： "人参补五脏，安精神，定魂魄，止惊悸，除邪气，明目，开心益智，久服轻身延年。"——《神农本草经》

辨

【分辨产地】

东北地区的长白山和大、小兴安岭地区

【分辨形状】

呈类圆形的薄片；切面淡黄白色，香气特异，味微苦

【分辨体质】

适用体质： 气虚体质

不宜体质： 湿热体质

【分辨人群】

适用人群： 身体虚弱者、气血不足者、气短者、贫血者、神经衰弱者

不宜人群： 高血压患者，急性病或发热时不可服用；过敏者不可服用

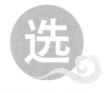

选

【选购标准】

以身长、支粗大、有光泽的人参为佳

身长、支粗大、纹细、根茎长且较光滑、无茎痕及珍珠点，无霉变、虫蛀、折损，参根较大、参形完整、有光泽者为佳。

购买人参，选大的，还是选小的？

人参越大，有效成分的含量越高，疗效也就越好。在等级、支数相同的情况下，选用体较重者为宜。

【保存窍门】

干透的人参用塑料袋密封，放阴凉处。

推荐养生用量：**3~10克**

【家庭常用补益方法】

嚼食： 人参切片 3 克，含在口中至淡而无味时嚼食。可以抗衰老、疲劳。

磨粉吞服： 将人参烘干研末，每次 2 克，温开水送服。能够补气益虚。

泡茶： 取人参叶 3 克，用开水冲泡代茶饮用，可安神益智。

泡酒： 将整根人参切成薄片装入瓶内，用 50~60 度白酒浸泡，每日酌量饮用，可以补气益虚。

养生滋补方

增强免疫力 人参黄芪大枣饮

材料：人参5克，枸杞子10克，黄芪20克，大枣 10 颗。

做法：水煎，当茶饮用。

补气血，解疲劳 人参莲肉汤

材料：人参 10 克，莲子 10 枚，冰糖 30 克。

做法：莲子洗净与人参、冰糖放入炖盅内，加开水适量，用文火隔水炖至莲肉熟烂。

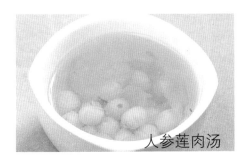

人参莲肉汤

食用搭配宜忌

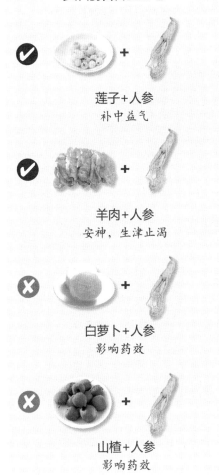

莲子+人参
补中益气

羊肉+人参
安神，生津止渴

白萝卜+人参
影响药效

山楂+人参
影响药效

中药典故

《梁书》记载：陈留有个大孝子叫阮孝绪，一次他母亲病重，阮孝绪到钟山去采药救母，在一头小鹿的指引下，找到了一味药，给母亲煎服，母亲喝后大补元气，病即痊愈。此药即人参。

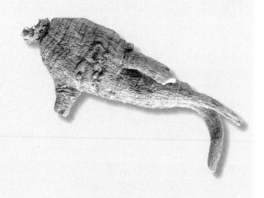

西洋参
Xi Yang Shen

补气养阴，清虚火

⊙西洋参是人参的一种，原产于美国北部到加拿大南部一带，由于美国旧称为花旗国，因而得名花旗参。

别名：花旗参、洋参、西参
性味：性凉，味甘、微苦
归经：入心、肺、肾经
功效：养阴清火、生津液、滋肺肾
药典摘要："西洋参补肺降火，生津液，除烦倦，虚而有火者相宜。"——《本草从新》

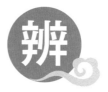

辨

【分辨产地】

原产于美国、加拿大，我国吉林、山东、北京、陕西等地也有栽培

【分辨形状】

呈长圆形或类圆形薄片；外表皮浅黄褐色；切面淡黄白至黄白色，形成层环纹棕黄色，皮部有黄棕色点状树脂道

【分辨体质】

适宜体质：气虚、阴虚体质
不宜体质：阳虚体质

【分辨人群】

适用人群：肺虚咳嗽、肺结核初愈病人；高血压、眩晕、咽痛口干者
不宜人群：畏寒、肢冷、腹泻、胃有寒湿、脾阳虚弱者

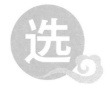

选

【选购标准】

上品西洋参以条匀、质硬，表面横纹紧密、气清香、味浓者为佳。

【保存窍门】

西洋参宜放置在阴凉干燥处，密闭保存，防蛀。

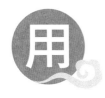

推荐养生用量：1~5克

【家庭常用补益方法】

茶饮：取西洋参切片或参须 3 克，用沸水冲泡，闷约 5 分钟后，当茶频饮，可反复饮至无味，然后将参片或参须嚼服。

炖服：将西洋参切片，每日取 2~5 克放入碗中，加适量水浸泡 3~5 小时，碗口加盖，再将其置于锅内，隔水蒸炖 20~30 分钟，早饭前半小时服用。

养生滋补方

强筋骨，解疲劳 西洋参灵芝茶

材料：西洋参 3 克，灵芝 3 片。

做法：将西洋参、灵芝一起放入杯中，倒入沸水；盖上盖子闷泡约 10 分钟，即可饮用。

养血安神 参枣桂圆饮

材料：西洋参 5 克，桂圆肉 5 克，大枣 8 克，红糖适量。

做法：所有药材用水煎 2 次，每次 40 分钟，合并药液后加入红糖，即可服用。

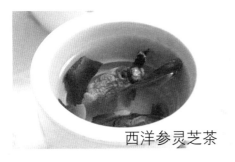

西洋参灵芝茶

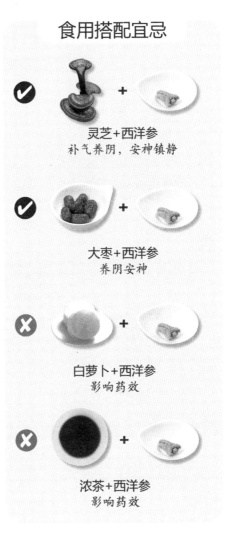

食用搭配宜忌

灵芝+西洋参
补气养阴，安神镇静

大枣+西洋参
养阴安神

白萝卜+西洋参
影响药效

浓茶+西洋参
影响药效

中药典故

西洋参，就是西方的人参之意。清康熙年间，法国一位传教士在我国发现许多人都吃人参，就写信给教会报告他的发现，并请求寻觅这种植物。后来，在魁北克省蒙特利尔地区找到了。这便是西洋参的由来。

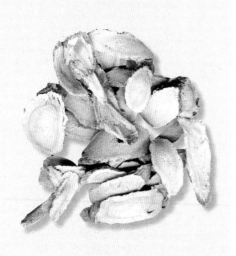

黄芪

Huang Qi

补气健脾功效好

⊙黄芪，以"补气诸药之最"著称，是一种名贵中药材。医书上称"黄芪补一身之气"。黄芪与党参、太子参或人参同服，补气作用更佳，更适合气虚体质的人食用。

别名：棉芪、黄耆、北芪等

性味：性微温，味甘

归经：入脾、肺经

功效：补气、生津液、滋肺肾；增强免疫力、调节血压、延缓衰老

药典摘要："耆（芪），长也，黄耆色黄，为补药之长，故名。"——《本草纲目》

辨

【分辨产地】

主产于内蒙古、山西、甘肃、黑龙江等地，内蒙古武川所产最好

【分辨形状】

呈类圆形或椭圆形厚片；外表面黄白色至淡棕褐色，可见纵皱纹或纵沟；嚼之有豆腥味

【分辨体质】

适宜体质：气虚体质

不宜体质：阴虚体质、痰湿体质、气郁体质

【分辨人群】

适用人群：气虚乏力、食少便溏、气血两虚型高血压、皮肤溃疡等人群

不宜人群：表实邪盛、阴虚火旺、食欲缺乏、发热感冒者、孕妇等

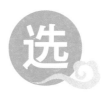

选

【选购标准】

优质黄芪以圆柱形、条粗长、皱纹少、质坚而绵、味甜者为佳。

【保存窍门】

要放置在通风干燥处，防潮，防蛀。

推荐养生用量：5~15克

【家庭常用补益方法】

生吃： 直接取黄芪 3~5 克生嚼，多用于自汗、水肿等。

水煎： 将黄芪 15 克煎汤代茶饮用，可治身体困倦乏力、气短。

煮粥： 黄芪 15 克加水 200 毫升，煎至 100 毫升，去渣留汁。大米淘洗干净倒入黄芪汁中，再加水 300 毫升煮至米开花，汤稠时加红糖适量便可食用，可补气升阳。

养生滋补方

补气益血 黄芪当归大枣汤

材料：黄芪 15 克，当归 9 克，大枣 10 枚。

做法：以上诸药，用水煎服，每日 1 剂。

补中益气，止汗 黑豆黄芪汤

材料：黑豆 60 克，黄芪 15 克，盐适量。

做法：将黑豆和黄芪清洗干净；砂锅置火上，加入适量清水，放入黑豆和黄芪，煮至黑豆熟，加适量盐调味即可。

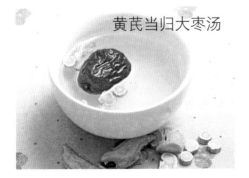

黄芪当归大枣汤

食用搭配宜忌

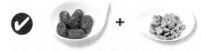

大枣+黄芪
补气养血

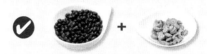

黑豆+黄芪
补中益气，固表止汗

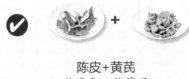

陈皮+黄芪
补元气，健脾胃

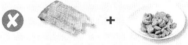

龟甲+黄芪
影响药效

中药典故

《新唐书·许胤宗传》记载，太后得中风病，不能讲话。许胤宗熟谙医道，认为太后之病为气血失调所致，于是就用黄芪、防风两味药煎热汤，用药的蒸汽熏蒸太后口鼻、皮肤。一天后，太后逐渐苏醒。

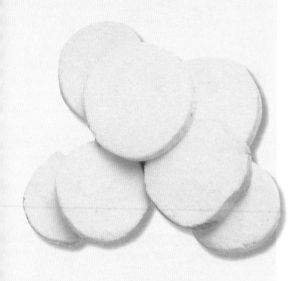

山药

Shan Yao

益气生津,补脾肺肾

⊙山药,为薯蓣科植物薯蓣的块根,是平补脾、肺、肾的中药材,最早记载于《山海经》和《神农本草》,被列为药之上品。山药还是历史悠久的传统保健食品。据载,慈禧为健脾胃而吃的"八珍糕"中就含有山药。

别名: 淮山药、怀山药、薯蓣

性味: 性平,味甘

归经: 归肺、脾、肾三经

功效: 补脾养胃,生津益肺,补肾涩精

药典摘要: "山药益肾气,健脾胃,止泻痢,化痰涎,润皮毛。"——《本草纲目》

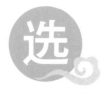

【分辨产地】

以河南沁阳、温县所产为佳,河南焦作"怀山药"享誉全国

【分辨形状】

山药片为雪白或淡黄色,质地坚实,显粉性

【分辨体质】

适宜体质: 气虚体质

不宜体质: 痰湿体质

【分辨人群】

适用人群: 肺虚久咳、糖尿病、胃溃疡患者等

不宜人群: 大便燥结者、感冒发烧者等

【选购标准】

买山药前,要掂重量、看须毛、看横切面

大小相同的山药,较重的更好;同一品种的山药,须毛越多的含山药多糖更多,营养也更好;山药的横切面肉质呈雪白色,说明是新鲜的。

【保存窍门】

将山药放在木箱内,用牛皮纸铺垫,将山药排列整齐装入,上面同样盖纸,密封箱子,放置在通风、凉爽、干燥之处。

推荐养生用量：**10~20克**（干品）

【家庭常用补益方法】

炒食： 鲜山药可用于虚劳咳嗽及消渴症，炒熟后食用对脾胃、肾气亏虚有益。

蒸食： 将鲜山药蒸熟后去皮食用，具有补益脾胃的功效。

煮粥： 将山药与糯米或豆类一起煮粥食用。

◀ 养生滋补方 ▶

健脾益胃 山药红茶

材料：山药50克，红茶5克。

做法：将干山药和红茶放入锅中煎煮成汁，代茶饮用。

健脾，益肾，补肺 山药糯米粥

材料：鲜山药100~200克，糯米100克。

做法：将山药洗净、去皮、切块，与糯米同煮即可。

调理脾胃 山药茯苓粥

材料：人参3克，茯苓15克，山药30克，小米、大米各15克。

做法：将人参、茯苓、山药洗净，焙干，研成细粉备用；小米、大米淘洗干净；锅置火上，加适量清水，放入小米、大米，加入人参粉、茯苓粉、山药粉，用小火炖至米烂成粥即可。

食用搭配宜忌

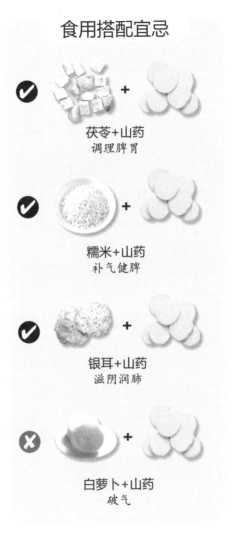

✔ 茯苓+山药
调理脾胃

✔ 糯米+山药
补气健脾

✔ 银耳+山药
滋阴润肺

✘ 白萝卜+山药
破气

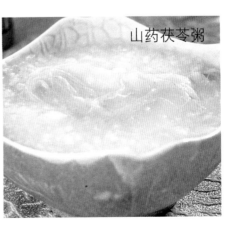

山药茯苓粥

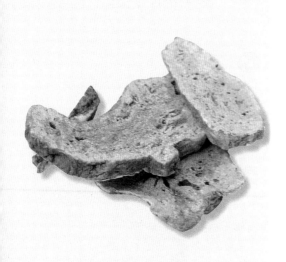

白术

Bai Zhu

健脾益气，燥湿利水

⊙白术，是菊科植物白术的干燥根茎。白术具有健脾益气、燥湿利水、止汗、安胎的功效。现代医学研究表明，白术有调整胃肠运动、增强机体免疫的作用。

别名： 冬术、片术、山芥、于术

性味： 性温，味苦、甘

归经： 归脾、胃经

功效： 健脾益气，燥湿利水，调肠胃、抗溃疡、降血糖

药典摘要： 白术"扶植脾胃，散湿除痹，消食除痞之要药也"。——《本草汇言》

【分辨产地】

主产于浙江、湖北、湖南等地

【分辨形状】

质地坚实，表面不平坦，呈淡黄棕色，中间颜色较深

【分辨体质】

适宜体质： 气虚体质

不宜体质： 阴虚体质

【分辨人群】

适用人群： 脾虚食少、腹胀泄泻、水肿、自汗者

不宜人群： 阴虚燥渴、气滞胀闷者

【选购标准】

优质白术以个大，质坚实，断面黄白色，香气浓者为佳。

【保存窍门】

因白术含挥发油，具芳香气，需防虫蛀。另白术储存过久也会泛油、变黑，所以不宜多年保存，同时必须保持干燥。

推荐养生用量：3~20克

【家庭常用补益方法】

冲服： 将生白术 15 克研为细粉，过筛，与白糖 50 克和匀，加水搅拌成糊状，隔水蒸熟，每日服 10~15 克，分 2~3 次服用，连服 7~10 天，对小儿流涎有效。

煮粥、煲汤： 煮粥或煲汤时放些白术，具有健脾益气的功效。

养生滋补方

消食化积 白术肉桂栗子粥

材料：肉桂 10 克，干姜 10 克，白术 20 克，甘草 6 克，山药 30 克，茯苓 15 克，去壳栗子 50 克，糯米 50 克。

做法：将前 4 味中药放进砂锅中加水浸泡，文火先煎 30 分钟倒出药汁；加水文火再煎 20 分钟后将药汁倒出来，两次药汁配合一起放进砂锅；再放入山药、茯苓、去壳栗子、糯米，用文火炖煮成粥。

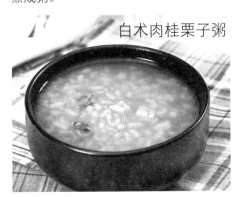

白术肉桂栗子粥

食用搭配宜忌

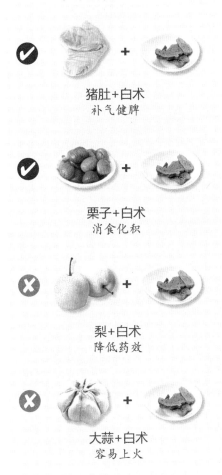

✔ 猪肚+白术
补气健脾

✔ 栗子+白术
消食化积

✘ 梨+白术
降低药效

✘ 大蒜+白术
容易上火

中药典故

《神仙传》记载：陈子皇得到服食白术可以长寿的秘方，去霍山修炼。他的妻子姜氏生了病，想起丈夫的秘方，便服用白术，然后病就好了，活到了 300 多岁。

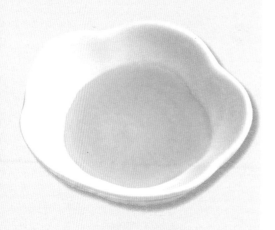

蜂蜜

Feng Mi

滑肠通肠，便秘的克星

⊙蜂蜜被誉为"大自然中最完美的营养食品"，古希腊人把蜜看做是"天赐的礼物"。中国从古代就开始人工养蜂采蜜，蜂蜜既是良药，又是上等饮料，经常服用可延年益寿。

别名：食蜜、蜂糖、石蜜
性味：性平，味甘
归经：归肺、脾、大肠经
功效：润肺止咳，润燥通便，补中缓急，解毒；保护心脏，提高免疫力，减肥
药典摘要：蜂蜜"安五脏，益气补中，止痛解毒，除百病，和百药，久服轻身延年"。——《神农本草经》

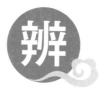

【分辨产地】

主产于长白山、云南、秦岭地带（甘肃天水）等蜜源地

【分辨形状】

甜而有黏性，呈透明或半透明状，带光泽，气味芳香

【分辨体质】

适宜体质：气虚体质
不宜体质：痰湿体质

【分辨人群】

适用人群：一般人群均可食用。尤其适宜老人、小孩或便秘、高血压、支气管哮喘患者食用

不宜人群：大便溏泻者，对蜂蜜过敏者及糖尿病患者

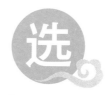

【选购标准】

看光泽和黏度

优质蜂蜜色泽清透、光亮如油，晃动蜜瓶时颤动很小，停止晃动后挂在瓶壁上的蜜液会缓缓流下。

【保存窍门】

1.存放蜂蜜的瓶一定要密封，宜放置在低温避光处保存。

2.存放蜂蜜最好用玻璃瓶，不要用金属器皿。

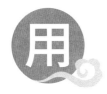

推荐养生用量：**10~50克**

【家庭常用补益方法】

单服： 取蜂蜜 15~30 克，单独服用，可以润肠通便。

泡茶： 将 20 克蜂蜜和 2 克绿茶混合后加开水冲泡 5 分钟即可，每天 1剂，趁温服用，可以解乏生津。

炖服： 取蜂蜜 1~2 汤匙、30 克百合拌匀，炖熟，睡前服用。经常服用，有改善睡眠的作用。

养生滋补方

润肺 雪梨拌蜂蜜

材料：雪梨 1 个，蜂蜜适量。

做法：雪梨切薄片拌蜂蜜吃，每日多次，有化痰、消炎、润肺、止咳的功效。

止咳，和胃 蜂蜜萝卜汁

材料：白萝卜 1 个，蜂蜜 50 克。

做法：将白萝卜洗净，切丁，放入沸水中煮沸捞出，控干水分，晾晒半日，然后放锅中加水，用小火煮沸，晾凉后加蜂蜜 100 克服食。

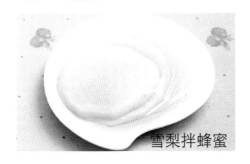

雪梨拌蜂蜜

食用搭配宜忌

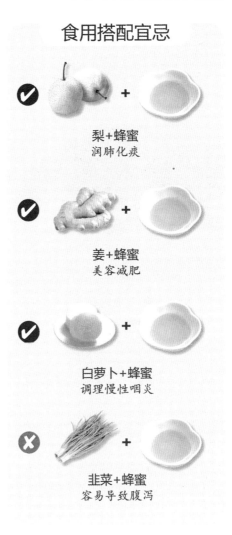

梨+蜂蜜
润肺化痰

姜+蜂蜜
美容减肥

白萝卜+蜂蜜
调理慢性咽炎

韭菜+蜂蜜
容易导致腹泻

中药典故

古时候，蜂蜜是生命、健康和生育能力的象征。在远古时代，蜂蜜被认为是最有价值的食品，甚至有些地方可以用蜂蜜来缴税。

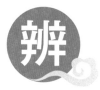

【分辨产地】

主产于河北、河南、山东等地

【分辨形状】

皮色紫红，果大而均匀，皮薄核小，肉质厚而细实

【分辨体质】

适宜体质： 气虚体质

不宜体质： 湿热体质

【分辨人群】

适用人群： 脾胃气虚、血虚萎黄、血虚失眠多梦者

不宜人群： 脾胃虚寒、牙病、便秘者及糖尿病患者

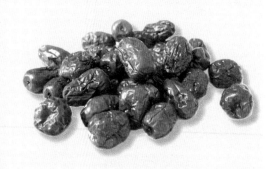

大枣

Da Zao

补中益气，养血安神

⊙大枣是一种营养佳品，民间有"天天吃大枣，一生不显老"之说。大枣不仅是人们喜爱的果品，也是一味滋补脾胃、养血安神、治病强身的良药。

别名： 红枣、干枣、良枣

性味： 性温，味甘

归经： 归脾、胃经

功效： 补中益气、养血安神；保护胃气；降血压、降胆固醇

药典摘要： 大枣有"主心腹邪气，安中养脾，助十二经。平胃气，通九窍，补少气、少津、身中不足、大惊、四肢重，和百药"。——《神农本草经》

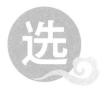

【选购标准】

买红枣前，先看枣蒂

买红枣时要注意枣蒂，如果蒂端有穿孔或粘有咖啡色粉末，很有可能果肉已经被虫蛀。

用手捏，可辨别红枣优劣

用手捏一下红枣，感觉干燥坚实的即为上品，如果手感松软粗糙，说明还没有干透，质量比较差。

【保存窍门】

鲜枣不宜保存，最好现买现吃；干枣应该在常温下保存。

食用搭配宜忌

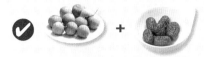

桂圆+大枣
养血安神，健脾

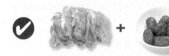

羊肉+大枣
益气补虚

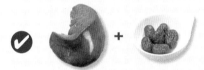

猪肝+大枣
补气补血

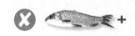

鱼+大枣
易导致腰腹作痛

推荐养生用量：10~20克（干）

【家庭常用补益方法】

泡茶： 取大枣 20 克，生姜 10 克，红茶 1 克，加入适量蜂蜜，泡茶饮用。

煮粥： 取大枣 10 枚去核、山药及莲子各 10 克洗净与大米同煮为粥，早晚食用。

生吃： 每日生吃鲜枣 10 枚，可辅助调理过敏性疾病。

养生滋补方

健脾养血 大枣桂圆莲子羹

材料：大枣 12 枚，干桂圆肉 10 克，莲子 30 克，白糖适量。

做法：将大枣、桂圆肉及莲子洗净后加适量水，煮熟烂后加白糖调味，早晚食用。

补铁补血 枣杞猪肝汤

材料：猪肝 150 克，红枣 6 枚，枸杞子 10 克，葱花 10 克，盐 4 克，鸡精 2 克，料酒 5 克。

做法：猪肝去净筋膜，洗净，切片；红枣、枸杞子洗净。砂锅置火上，放入红枣、枸杞子和 1500 毫升清水一起煲，水开后下入猪肝，用大火煮 5 分钟左右，加葱花、盐、鸡精、料酒调味即可。经常服用，可提高免疫力。

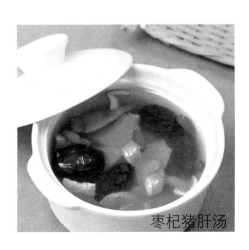

枣杞猪肝汤

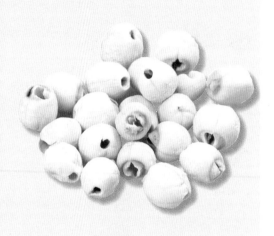

莲子

Lian Zi

养心安神，补脾益肾

⊙莲子有养心安神、健脑益智、消除疲劳等方面的药用价值，历代医药典籍多有记载。现代药理研究也证实，莲子有强心、镇静、抗衰老等功效。

别名：莲米、莲宝、莲蓬子

性味：性平，味甘涩

归经：归脾、肾、心经

功效：养心安神，益肾固精，健脾止泻，泻火，抗衰老，防癌抗癌

药典摘要：莲子"交心肾，厚肠胃，固精气，强筋骨，补虚损……止脾虚久泻痢、赤白浊，女人带下崩中诸血症"。——《本草纲目》

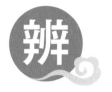

辨

【分辨产地】

全国各地均有出产，江西、福建所产最佳

【分辨形状】

莲子呈椭圆形，表面红棕色，中心凹陷成槽形，为莲子心所在处

【分辨体质】

适宜体质：气虚体质

不宜体质：阴虚体质

【分辨人群】

适用人群：脾虚久泻者，肾虚导致的遗精、带下者，心悸、心慌者

不宜人群：感冒、胃胀、痔疮、大便秘结者

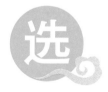

选

【选购标准】

选购莲子以颗粒饱满、个大、颜色呈米黄色者为佳。

【保存窍门】

干莲子可干燥、密封保存。

推荐养生用量：10~20克

【家庭常用补益方法】

煮粥：莲子20克，糯米50克，清水浸泡1小时，放入锅中，加适量清水，大火煮成粥，加入白糖调味。补中气、养心神、健脾和胃。

炖汤：荔枝、山药各50克，莲子20克。荔枝去皮、去核，山药洗净、去皮、切成小块，和莲子一起放入锅中，加适量清水煮熟。治脾肾虚寒型结肠炎。

◀ 养生滋补方 ▶

补血，治虚损 银耳莲子羹

材料：干银耳、莲子各20克，红枣6枚，山药50克，冰糖10克。

做法：将银耳洗净，浸泡2小时，去蒂，撕成小朵；将莲子洗净，去心；红枣洗净，去核；山药洗净，去皮切片，待用。锅置火上，放入莲子、红枣、山药与银耳，倒入适量水，熬煮1小时至所有材料熟烂，加入冰糖调味即可。

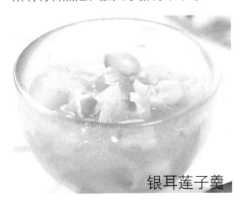

银耳莲子羹

食用搭配宜忌

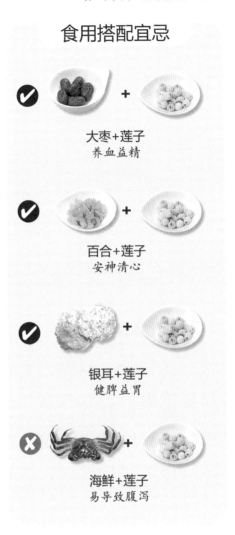

✓ 大枣+莲子
养血益精

✓ 百合+莲子
安神清心

✓ 银耳+莲子
健脾益胃

✗ 海鲜+莲子
易导致腹泻

中药典故

莲子，古称石莲子，自古是老少皆宜的滋补佳品。历代达官贵人常食的"大补三元汤"，其一元即莲子。

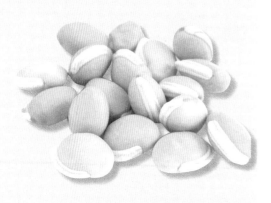

白扁豆

Bai Bian Dou

健脾化湿，和中消暑

⊙白扁豆原产印度、印度尼西亚等热带地区，约在汉晋间引入我国。白扁豆可晒干，炒后可食用，有健脾化湿、清肝明目的功效。

别名：藊豆、白藊豆、南扁豆

性味：性微温，味甘

归经：归脾、胃经

功效：补脾胃，和中化湿，消暑解毒

药典摘要："硬壳白扁豆，其子充实，白而微黄，其气腥香，其性温平，得乎中和，脾之谷也。"——《本草纲目》

辨

【分辨产地】

主产于安徽、陕西、湖南、河南、山西、浙江

【分辨形状】

种子扁椭圆形或扁卵圆形，表面淡苋白色或淡黄色，平滑，略有光泽，一侧边缘有隆起的白色半月形种阜，嚼之有豆腥味

【分辨体质】

适用体质：气虚体质

不宜体质：寒凉体质

【分辨人群】

适用人群：脾胃虚弱、食欲缺乏、大便溏泻、白带过多、暑湿吐泻、胸闷腹胀者

不宜人群：腹胀、腹痛、面色发青、手脚冰凉等人

选

【选购标准】

挑选白扁豆，以粒大、饱满、色白者为佳。

【保存窍门】

密封保存，避免受潮。

推荐养生用量：**9~15克**

【家庭常用补益方法】

做馅： 将白扁豆煮熟捣成泥，可做成馅心；与熟米粉掺和后，可制成各种糕点和小吃。

做汤羹： 白扁豆与桂圆、红枣、莲心等煮成羹食用，是传统的滋补佳品。

煮粥： 白扁豆适合和粳米一起煮粥，对脾胃虚弱、食少便溏、夏季腹泻有效果，更是中老年人的长寿粥膳。

◤ 养生滋补方 ◥

健脾消暑 白扁豆粥

材料：白扁豆 10 克，大米 50 克，白糖适量。

做法：将白扁豆、大米洗干净，扁豆研细，同放入锅中，加清水适量煮粥；待熟时调入白糖，再煮一、二沸即成，每日饮 1 剂，连饮 3~5 天。

促进消化，止泄 白扁豆瘦肉汤

材料：白扁豆 15 克，猪瘦肉 80 克，盐适量。

做法：猪瘦肉洗净，用开水稍烫去血腥味，切成细末；然后放入锅内，加水适量，再加入白扁豆，用文火炖 1 小时；调味后即可食用。

健脾化湿，止白带 白扁豆红糖山药羹

材料：白扁豆 15 克，山药 50 克，红糖 30 克。

做法：白扁豆用淘米水浸泡后，去皮加红糖、山药，煮熟服用。每日 2 次。

食用搭配宜忌

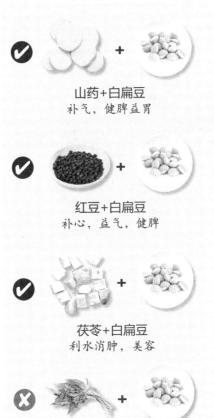

✔ 山药+白扁豆
补气，健脾益胃

✔ 红豆+白扁豆
补心，益气，健脾

✔ 茯苓+白扁豆
利水消肿，美容

✘ 空心菜+白扁豆
会生成不易被人体吸收的物质

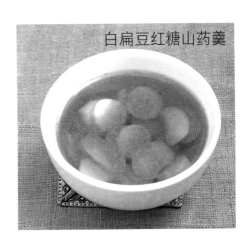

白扁豆红糖山药羹

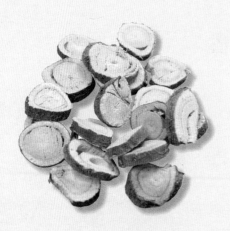

甘草

Gan Cao

调和诸药解百毒

⊙甘草是中药中应用最广泛的药物之一。南朝药学家陶弘景将甘草尊为"国老"。李时珍在《本草纲目》中对此做出解释："诸药中甘草为君，治七十二种乳石毒，解一十二百种草木毒，调和众药有功，故有'国老'之号。"

别名： 国老、甜草根、甜根子、美草

性味： 性平，味甘

归经： 归心、肺、脾、胃经

功效： 补脾益气，缓解腹痛，解毒、调和诸药，降血脂、抗肿瘤等

药典摘要： "甘草，和中益气，补虚解毒之药也。"——《本草汇言》

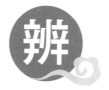

【分辨产地】

主产于东北、内蒙古、甘肃、新疆等地

【分辨形状】

甘草粉性足，略显纤维性，中心有放射状棕色环纹

【分辨体质】

适用体质： 气虚体质

不宜体质： 湿热体质

【分辨人群】

适用人群： 脾胃虚弱、乏力倦怠、心悸气短、咳嗽痰多、脘腹疼痛者

不宜人群： 湿浊阻滞导致的腹胀、呕吐、水肿者

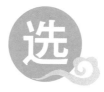

【选购标准】

选购甘草，以质坚实、色红棕、皮细紧、断面色黄白、粉性足者为佳；表面老黄色，微有光泽，略带黏性，气焦香，味甜的为蜜炙甘草。

【保存窍门】

甘草宜放置在干燥处保存，要防潮防蛀。

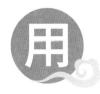

推荐养生用量：6~10克

【家庭常用补益方法】

泡茶： 生甘草 10 克，用沸水冲泡，当茶饮用，甘味变淡时换药，直至症状消除。可调理慢性咽喉炎。

水煎： 生甘草 8 克，蜜枣 10 克，煎水服用。可补中益气，解毒润肺。

炖汤： 甘草 5 克切片，同 50 克小麦、10 克大枣放入锅中，加清水煮沸约 20 分钟即成。食用时，将甘草拣去。

养生滋补方

补虚强身，安心神 甘草灵芝茶

材料：甘草 5 克，灵芝 6 克。

做法：将甘草、灵芝加水 400 毫升，煎煮 20 分钟。代茶饮用。

抗过敏 甘草花茶

材料：甘草干品 10 克，金盏花 2 朵，蒲公英干品 3 克。

做法：将所有材料一起放入杯中，冲入沸水，盖盖子闷泡 10 分钟即可。

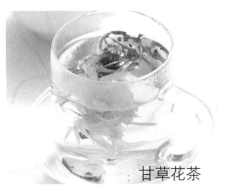

甘草花茶

食用搭配宜忌

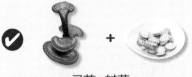

灵芝+甘草
安心神，补身健体

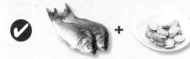

鲫鱼+甘草
消肿利水，温补脾胃

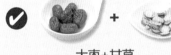

大枣+甘草
养心安神

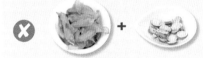

海藻+甘草
药性相反

中药典故

药在古代，被人们称作"本草"，甘草则是本草王国中的"国老"。在中医处方中，甘草是最常用的一味中药，因为它具有调和众药的功效。

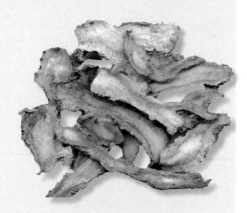

当归
Dang Gui

补血的最佳选择

⊙当归入药历史悠久，《神农本草经》将其列入草部上品。许多传统的中药方剂都离不开当归，有"十方九归"之说，被尊为"药王""血中圣药"。《本草备要》说它："血虚能补，血枯能润。"

别名： 干归、秦归、马尾归

性味： 性温，味甘、辛

归经： 归心、肝、脾经

功效： 补血活血、调经止痛、润肠通便，还可抗衰老、养颜美容、护发

药典摘要： 当归"治头痛，心腹诸痛，润肠胃、筋骨、皮肤，治痈疽，排脓止痛，和血补血"。——《本草纲目》

辨

【分辨产地】

主产于陕西、甘肃、云南等地，以甘肃岷县所产为佳

【分辨形状】

表面呈黄白色或淡黄棕色，并有棕色油点

【分辨体质】

适宜体质： 气虚、血瘀体质

不宜体质： 湿热体质

【分辨人群】

适用人群： 虚寒腹痛、便秘、风湿痹痛、月经不调、经闭痛经者

不宜人群： 腹胀、腹泻者，孕妇

选

【选购标准】

看颜色

不要选择颜色金黄的当归，要选择土棕色或黑褐色的，因为金黄色说明硫熏得比较严重，黑褐色的一定要看看颜色是否均匀，否则就是用煤火熏烤所致。

看外形

当归的根略呈圆柱形，根头略膨大。

【保存窍门】

当归宜放置在阴凉干燥处，要防潮、防蛀。

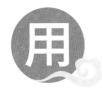

推荐养生用量：5~15克

【家庭常用补益方法】

水煎：10 克当归，川芎、丹参各 5 克，放入锅中，加清水煎煮 2 次，每次半小时，混合煎煮汁液，当茶饮，可治冠心病。

煮：将猪肝 200 克洗净，切段，放入当归 6 克、黄芪 20 克，加水适量熬煮 40 分钟左右，有益气补血的功效。

炖汤：取当归 10 克，大枣 30 克，猪血（鸭血）制品 200 克。将猪血洗净，切小块，放入当归、大枣炖煮，加适量调料即可。

◤ 养生滋补方 ◢

补血 红枣山楂当归茶

材料：山楂 10 克，红枣 5 枚，当归 5 克，白糖 5 克。

做法：将山楂去核，洗净，切片；红枣洗净去核切片；当归洗净，切段。将山楂、红枣、当归、白糖放入炖杯内，加水 250 毫升，放在大火上烧沸，小火煮15 分钟。

补气养血，暖肾温中 当归生姜羊肉汤

材料：当归 12 克，生姜 1 片，羊肉片100 克。

做法：将当归、生姜、羊肉片放进锅里，加水同煮，熟后加少量食盐，吃肉喝汤。

食用搭配宜忌

✔ 羊肉+当归
暖胃养血

✔ 山楂+当归
活血化瘀

✔ 大枣+当归
益气养血

✘ 海藻+当归
影响药效

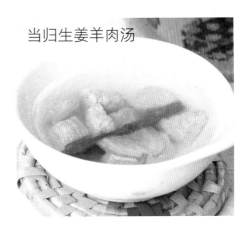

当归生姜羊肉汤

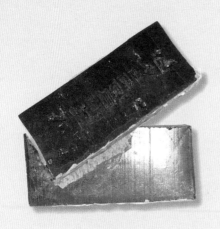

阿胶

E Jiao

补血活血，补虚润肺

⊙阿胶，为驴皮熬成的胶块，因出自东阿，所以称为阿胶，为补血佳品。《本草纲目》中称其为"圣药"，与人参、鹿茸并称"中药三宝"。

别名： 驴皮胶、盆覆胶、傅致胶

性味： 性平，味甘

归经： 归肺、肝、肾经

功效： 补血滋阴、补虚、润肺、治咳嗽

药典摘要： 阿胶"和血滋阴，除风润燥，化痰清肺，利小便，调大肠"。——《本草纲目》

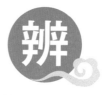

【分辨产地】

主产于山东、浙江等地，山东东阿阿胶最有名

【分辨形状】

阿胶呈黑色或黑褐色，对光照可显棕色半透明

【分辨体质】

适宜体质： 阴虚、血虚体质

不宜体质： 湿热体质

【分辨人群】

适用人群： 血虚导致的面色苍白、头晕眼花、咽干、咳嗽患者，骨质疏松者

不宜人群： 脾胃虚弱、食欲缺乏者及体内有痰湿或呕吐、泻泄、感冒发热者

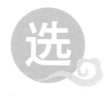

【选购标准】

看色泽

优质阿胶"色如琥珀，黑如莹漆"。正品阿胶表面平整光亮、色泽均匀，呈棕褐色。

闻气味

优质阿胶砸碎后放进杯中，加沸水适量，立刻盖上杯盖，放置1～2分钟，轻轻打开，胶香气浓。

【保存窍门】

阿胶应放在阴凉、干燥的条件下密封保存。

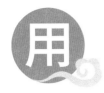

推荐养生用量：3~10克

【家庭常用补益方法】

口服：阿胶可直接放进嘴里含化，只是略有气味。

烊化：阿胶两片放入一平底瓷器中，倒入黄酒，以没过阿胶为准，浸泡约12小时，之后加入冰糖红枣芝麻，上锅蒸2小时即可。平时放入冰箱保存，每日服用两次，每次服用一小羹，加热水一小碗服用。

◄ 养生滋补方 ►

促进钙质吸收 阿胶猪肉汤

材料：瘦猪肉 100 克，阿胶 10 克，盐适量。
做法：瘦猪肉洗净，切小块；锅内倒入适量水，大火烧开，下入肉块，煮约2分钟，捞起备用；将猪肉放入炖盅，用小火炖熟后，放入阿胶炖化，用盐调味即可。

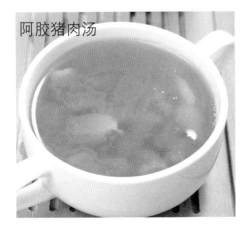

阿胶猪肉汤

食用搭配宜忌

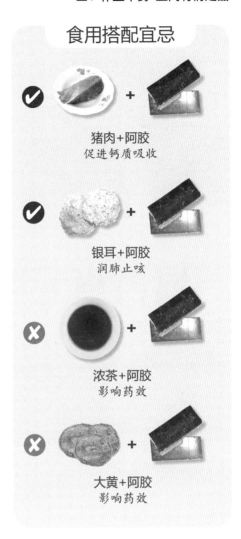

✔ 猪肉+阿胶
促进钙质吸收

✔ 银耳+阿胶
润肺止咳

✘ 浓茶+阿胶
影响药效

✘ 大黄+阿胶
影响药效

中药典故

阿胶最早载于《神农本草经》。阿胶最初用牛皮熬制，到了唐代，人们发现用驴皮熬制阿胶，药物功效更好，便改用驴皮，并沿用至今。阿胶的原产地是山东东阿，距今已有两千年生产历史。

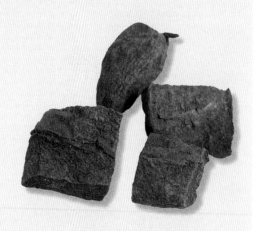

何首乌

He Shou Wu

养血填精，还能乌发

⊙何首乌有补肝、益肾、养血作用。明代的李时珍曾说何首乌"能养血益肝，固精益肾，健筋骨，乌髭发，为滋补良药"。

别名： 地精、首乌

性味： 性微温，味苦、甘、涩

归经： 入肝、心、肾经

功效： 补肝肾、益精血、化浊降脂、乌须发、强筋骨、美容、安神、延缓衰老

药典摘要： 阿胶"和血滋阴，除风润燥，化痰清肺，利小便，调大肠"。——《本草纲目》

【分辨产地】

我国大部分地区均有产

【分辨形状】

生首乌，形状为不规则小方块，表面呈淡红棕色或者棕黄色，中心为黄白色

【分辨体质】

适宜体质： 阴虚体质

不宜体质： 痰湿体质

【分辨人群】

适用人群： 肝肾精亏导致的耳鸣眩晕、腰膝酸软、遗精、须发早白等群体

不宜人群： 大便溏泻者

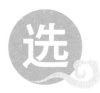

【选购标准】

真品何首乌的最大特点是外表面、断面均带红棕色，且断面有云锦状花纹。

【保存窍门】

何首乌充分干燥后，储存于阴凉、通风处，比较容易保存。

推荐养生用量：5~30克

【家庭常用补益方法】

取汁： 将何首乌洗净敲碎，按何首乌与清水 1:10 的比例，将何首乌浸入清水大约 2 小时，再煎煮 1 小时，去渣取汁备用。

熬粥： 取黑豆、黄豆各 10 克，花生仁 10 枚，大枣 5 枚，核桃仁 2 枚，一起洗净，放清水中浸泡 1 小时，将泡好的材料和 50 毫升何首乌药汁倒入砂锅，加适量清水，熬煮 20 分钟即可。此粥有益智健脑的作用。

◀ 养生滋补方 ▶

益肾养肝 何首乌红枣粥

材料：何首乌 30 克，粳米 50 克，大枣 15 克，冰糖适量。

做法：何首乌洗净；粳米淘洗干净；大枣洗净，待用；将所有材料放入锅中，加入适量清水，煮成稀粥，放入冰糖稍煮至糖化即可。

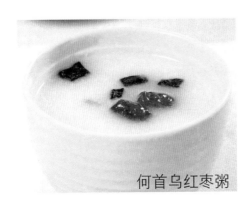

何首乌红枣粥

食用搭配宜忌

✔ 黑芝麻+何首乌
强肝，补肾，乌发

✔ 红枣+何首乌
养肝补血，健脾益气

✔ 桑葚+何首乌
益精血，乌须发

✘ 萝卜+何首乌
降低药效

中药典故

传说，昔日何氏服用此草药后，白发变黑，所以称为何首乌。

乌发养血 桑葚首乌茶

材料：何首乌、桑葚各 20 克，女贞子 10 克。

做法：三种药材用水煎当茶饮用，可补益精血，乌须发。

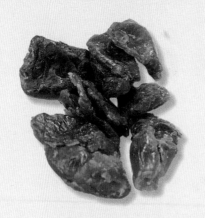

桂圆肉

Gui Yuan Rou

养血安神，补虚益智

⊙桂圆是中医传统补药，桂圆因其种圆黑光泽，种脐突起呈白色，看似传说中"龙"的眼睛，所以得名"龙眼"。新鲜的龙眼肉质极嫩，汁多甜蜜，美味可口。龙眼指的是鲜果。龙眼带壳带核晒干后，叫龙眼干。如果是去壳去核，只留果肉，晒干后就叫桂圆肉。

别名： 龙眼肉、龙眼、密脾、龙眼干

性味： 性温，味甘

归经： 入心、脾经

功效： 补益心脾、养血安神、补虚益智

药典摘要： 龙眼肉"开胃益脾，补虚长智"。——《本草纲目》

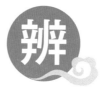

【分辨产地】

主产于福建、广东、广西等地，其中以福建产量最多

【分辨形状】

以棕黄色、半透明、肉厚、质地细软而味浓者为上品

【分辨体质】

适宜体质： 阴虚体质

不宜体质： 湿热体质

【分辨人群】

适用人群： 容易失眠或记忆减退者，肥胖者，妇女经期或产后，脑力衰退者

不宜人群： 内有痰火及湿滞者、感冒发热急症者、孕妇

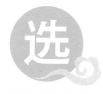

【选购标准】

上品桂圆肉是挑选肉厚汁多的上好龙眼制作成的，所以极品桂圆肉看起来颜色相对黄润一点，而且因为所含糖质多，所以摸起来有点儿没晾干的感觉。

【保存窍门】

鲜桂圆应放入冰箱中冷藏保存。干桂圆宜放在密封容器中保存，可保存较长时间。

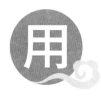

推荐养生用量：15~30克

【家庭常用补益方法】

直接食用： 每晚睡前吃 10 个桂圆，可以养心安神，调理心悸失眠。

泡茶： 桂圆肉 30 克，生姜 3 片，大枣 12 枚水煎，代茶饮用，每日 1~2 次，可调理产后水肿。

泡酒： 适量桂圆肉、当归用米酒浸泡半个月后，每日饮用，可养颜美容。

煮汤： 桂圆肉 15 克、莲子 20 克和芡实 20 克一同煮汤食用，每日 1~2 次，能够补血安神。

养生滋补方

补气血，调治贫血 桂圆炖大枣

材料：桂圆肉 20 克，大枣 10 颗，红糖适量。

做法：上述材料，加水适量，炖服。

益气安神，滋阴 银耳桂圆羹

材料：银耳 8 克，桂圆肉 10 克，大枣 5 颗，冰糖适量。

做法：用温水将银耳发开切碎，桂圆肉及大枣洗净切碎，加冰糖适量，放碗中蒸 1 小时食用。有风寒咳嗽或湿热生痰者忌用。

补血安神，助消化 桂圆牛奶汁

材料：鲜桂圆 250 克，牛奶 300 毫升。

做法：桂圆洗净，去皮和核，切小块；将桂圆和牛奶一起放入果汁机中搅打成汁即可饮用。

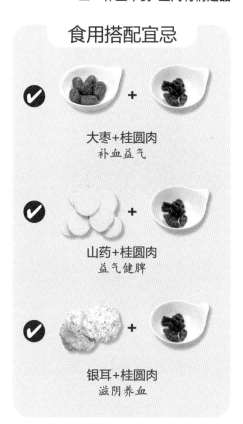

食用搭配宜忌

大枣+桂圆肉
补血益气

山药+桂圆肉
益气健脾

银耳+桂圆肉
滋阴养血

养阴润肺 桂圆莲子芡实羹

材料：桂圆肉、莲子、芡实各 15 克，薏米 20 克。

做法：莲子用温水浸泡，去心、洗净；桂圆肉、芡实、薏米分别洗净。将全部药材放到砂锅内，加适量的水，武火煮沸后转文火炖 1 小时即可。

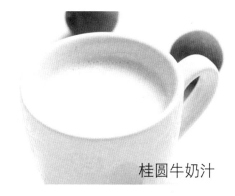

桂圆牛奶汁

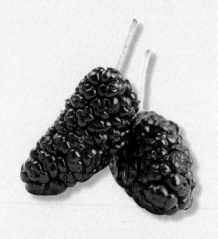

桑葚

Sang Shen

补血滋阴生津

⊙桑葚，为桑科植物桑树的果实，味道甜美，不但能够供药用，也可以食用。现代研究证实，桑葚果实中含有丰富的活性蛋白、维生素、氨基酸、胡萝卜素、矿物质等成分，可提高人体免疫力，能有效延缓衰老。

别名：桑枣、桑果、桑子、桑实

性味：性寒，味甘、酸

归经：入心、肝、肾经

功效：补血滋阴、生津止渴、润肠燥；防癌、降血脂、延缓衰老

药典摘要：桑葚"捣汁饮，解酒中毒，酿酒服，利水气，消肿"。——《本草纲目》

【分辨产地】

主产于江苏、浙江、湖南等地

【分辨形状】

干燥后大小均匀，呈紫黑色

【分辨体质】

适宜体质：阴虚体质

不宜体质：寒湿体质

【分辨人群】

适用人群：阴血不足所致头晕目眩、心悸耳鸣、失眠烦躁、腰膝酸软、须发早白、消渴口干、便秘者

不宜人群：脾胃虚寒、大便稀溏及糖尿病患者

【选购标准】

鲜桑葚以个大、颗粒饱满、紫红色、厚实、无出水、较坚挺者为佳。

【保存窍门】

鲜桑葚需冷冻贮藏；干桑葚宜放置在干燥、通风处，防虫蛀。

推荐养生用量：9~15克

【家庭常用补益方法】

取汁：鲜桑葚适量榨汁，每天服用10毫升，连服数日，有滋阴清热、补肝益肾的作用，适用于习惯性便秘。

泡酒：新鲜熟透的桑葚500克，浸泡在1000毫升白酒中，1~2个月后饮用。每次1小杯，每日2次。可调理各种神经痛。

水煎：鲜桑葚50~80克，冰糖适量。桑葚用水煎，加入冰糖调味，饮汤吃桑葚。有安神助眠的功效。

炖汤：鲜桑葚15克，桂圆肉30克，炖烂食用，每天两次。可补益气血。

养生滋补方

养发护发 桑葚养发茶

材料：桑葚干品6克，女贞子干品、旱莲草干品各3克。

做法：将所有材料一齐放入杯中，冲入沸水，盖盖子闷泡8分钟后即可饮用。

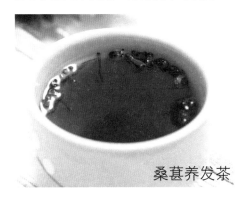

桑葚养发茶

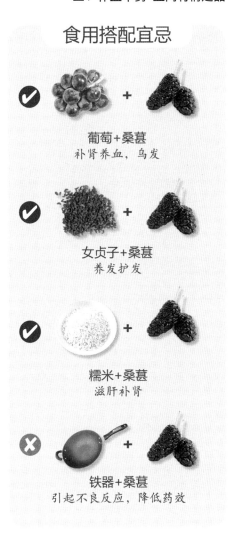

食用搭配宜忌

✔ 葡萄+桑葚
补肾养血，乌发

✔ 女贞子+桑葚
养发护发

✔ 糯米+桑葚
滋肝补肾

✘ 铁器+桑葚
引起不良反应，降低药效

中药典故

据史书记载，曹操带兵出征被困，缺粮少食，曾食用桑葚充饥；金末大荒，灾民以桑葚充饥，存活者很多。

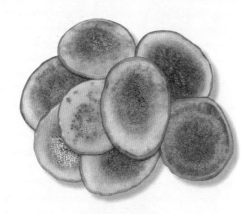

鹿茸
Lu Rong

名不虚传的补阳壮阳品

⊙鹿茸，为鹿科动物梅花鹿或马鹿的雄鹿未骨化密生茸毛的幼角，是"东北三宝"之一。我国历代医学家都十分推崇鹿茸的补益作用，将其列为补阳第一药。

别名： 斑龙珠

性味： 性温，味甘、咸

归经： 归肝、肾经

功效： 壮肾阳，益精血，强筋健骨，调冲任，托疮毒

药典摘要： "鹿茸性甘温，为壮阳之品，能补元阳，治虚劳，填精血。" ——《本草纲目》

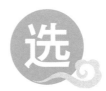

【分辨产地】

主产于东北、内蒙古、新疆等地，东北长白山和大、小兴安岭所产最佳

【分辨形状】

以毛孔细、厚度均匀、质地密且轻、断面呈蜂窝状者为佳品

【分辨体质】

适宜体质： 阳虚体质

不宜体质： 热性体质

【分辨人群】

适用人群： 适宜体质虚弱、易疲劳、腰脊冷痛、性功能减退等患者

不宜人群： 高血压阴虚阳亢、肾虚有火，风寒风热感冒、发热者

选

【选购标准】

真鹿茸体轻，质硬而脆，气微腥，味咸。通常有一或两个分枝，外皮红棕色，多光润，表现密生红黄或棕黄色细茸毛，毛茸紧贴，不易剥离。

【保存窍门】

鹿茸宜密闭冷藏或放于阴凉干燥处保存。

用

推荐养生用量：1~3克

【家庭常用补益方法】

冲服：可将鹿茸切成片或研成粉末冲泡饮用。

泡酒：鹿茸泡酒饮用效果最佳。

煮粥、煲汤：将鹿茸切成片，煮成粥或煲汤食用。

养生滋补方

强筋健骨，壮肾阳 鹿茸枸杞子酒

材料：鹿茸 50 克，枸杞子 100 克，白酒 1000 毫升。

做法：将鹿茸、枸杞子一起放入白酒中浸泡 15 天后饮用，每次 20~30 毫升，每日 1~2 次。

补肾益阳 鹿茸山药酒

材料：鹿茸 3 克，山药 15 克，白酒 200 毫升。

做法：鹿茸和山药洗净，切片，装入纱布袋内，扎紧袋口，放入酒罐内。白酒倒入酒罐内，盖严盖子，浸泡 7 天后即可饮用。

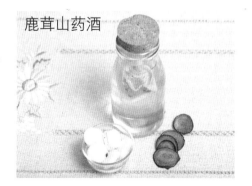

鹿茸山药酒

食用搭配宜忌

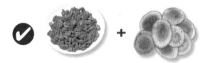

枸杞子+鹿茸
强筋健骨，温补肾阳

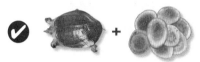

甲鱼+鹿茸
补气养血，填精

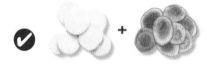

山药+鹿茸
补益肾阳

中药典故

鹿，形态美丽、性情温顺，自古以来被视为瑞祥动物。鹿全身是宝，鹿肉营养丰富。《红楼梦》中有大观园群芳吃鹿肉的情节。鹿血早在清代就被皇家视为养生祛病的头号滋补品。鹿产品中最著名的是鹿茸，有"补阳第一药"的美誉。

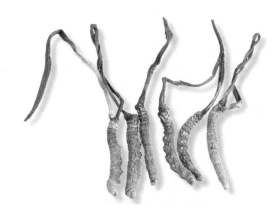

冬虫夏草

Dong Chong Xia Cao

滋补肾阳功效好

⊙冬虫夏草是一种名贵中药材,它的生长很奇特:虫草真菌感染蝙蝠蛾幼虫,使其得病、僵化、死亡,于次年自幼虫头部生出草茎,是虫菌复合体。古代医家说:"虫草补三焦。"人的心肺为上焦,脾胃肝胆为中焦,肾生殖系统为下焦。

别名: 虫草、冬虫草

性味: 性平,味甘

归经: 归肺、肾经

功效: 补肾壮阳、止血化痰、止咳、平喘、补肺等

药典摘要: "冬虫夏草味甘性温,秘精益气,专补命门。"——《本草从新》

辨

【分辨产地】

主产于青海、西藏、四川等地,青海所产最优

【分辨形状】

虫体肥大黄亮、断面呈黄白色、子座略短小者为佳品

【分辨体质】

适宜体质: 气虚、阳虚体质

不宜体质: 湿热体质

【分辨人群】

适用人群: 适宜肺纤维化、各类肝病、各类肾病、心衰、阳痿、肿瘤、代谢综合征、年老体弱多病、产后体虚者

不宜人群: 风寒风热感冒、发热者及孕妇、哺乳期女性

选

【选购标准】

如何鉴别伪质冬虫夏草

伪品主要有地蚕,其状如螺,又叫螺丝菜。还有用低海拔地区的虫草冒充,虽外形相似,但子座短,或是双子座,菇类气味浓。

【保存窍门】

宜放置在通风阴凉干燥处,防潮、防蛀。若希望保存时间长些,可将冬虫夏草用玻璃容器装好,将瓶口封闭,再放入冰箱冷藏。

食用搭配宜忌

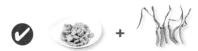

黄芪+冬虫夏草
补肺益气

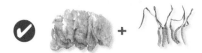

羊肉+冬虫夏草
调补肝肾

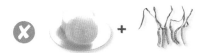

萝卜+冬虫夏草
影响药效

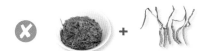

茶叶+冬虫夏草
易致腹泻

推荐养生用量：1~5克

【家庭常用补益方法】

煎煮：将冬虫夏草煎煮 6~10 分钟，当茶饮用，最后把冬虫夏草吃掉。

研末：将冬虫夏草研成粉末，每日定时服用。

炖肉：跟肉类一起炖煮，结合不同的肉类品种，功效有一定的区别。

养生滋补方

大补元气，补肾壮阳 **虫草白芨粥**

材料：冬虫夏草 5 克，白芨 10 克，粳米 50 克，冰糖适量。

做法：将冬虫夏草与白芨研成粉末；粳米淘洗干净。砂锅置火上，加入适量清水，然后放入粳米加水煮成稀粥，米近熟时加入药末及冰糖，煮至米熟粥稠即可。

补血滋阴 **虫草乌鸡汤**

材料：乌鸡 1 只，冬虫夏草 5 克，桂圆肉 10 克，大枣 5 颗，盐适量。

做法：将所有材料入锅煲约 3 小时至熟，加盐调味，吃肉喝汤。

补肺益气，止咳喘 **虫草防喘汤**

材料：冬虫夏草 5 克，黄芪 12 克，大枣 10 克，猪肺 1 具（不落水）。

做法：将猪肺同其他材料一起加水炖烂即可。

虫草防喘汤

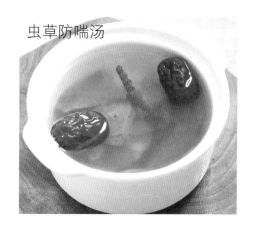

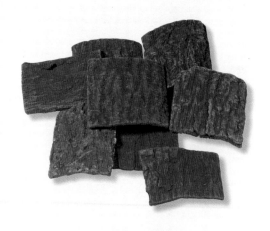

杜仲

Du Zhong

补肝肾，强筋骨

⊙杜仲为杜仲科落叶乔木杜仲的干燥树皮。杜仲有补肝肾、强筋骨、安胎的功效，对先兆流产和习惯性流产的孕妇很有好处。杜仲还有良好的降压、降血糖和调节血脂的作用。

别名： 棉树皮、丝棉皮、胶树
性味： 性温，味甘
归经： 入肝、肾经
功效： 补肝肾、强筋骨、安胎；降血压、降血糖、降血脂等
药典摘要： 杜仲"主腰脊痛，补中益精气，坚筋骨，强志"。——《神农本草经》

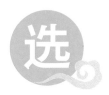

辨

【分辨产地】
主产于四川、云南、贵州、湖北等地

【分辨形状】
以皮厚、块大、内表面呈暗紫色，并且断面丝较多的为佳品

【分辨体质】
适宜体质： 阳虚体质、气虚体质
不宜体质： 阴虚体质

【分辨人群】
适用人群： 中老年人肾气不足、腰膝疼痛、腿脚软弱无力、妇女肾气不固、小儿麻痹后遗症、小儿行走过迟、高血压患者
不宜人群： 阴虚火旺者、低血压患者

选

【选购标准】
杜仲以皮厚而大、粗色刮净、内表面色暗紫、断面银白色橡胶丝多者为佳。

【保存窍门】
宜放置在阴凉干燥处保存，防潮防蛀。

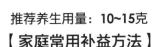

推荐养生用量：10~15克

【家庭常用补益方法】

煎煮：将杜仲切片或研成粉末，每次取 1~5 克，用开水冲泡，代茶饮。

泡酒：将杜仲或其他中药一起浸泡于白酒中 1~2 个月，每次饮用 1 小杯，每日 1 次。

烧菜：在烹饪时将杜仲作为辅料一起添加于菜品中。

养生滋补方

补肾乌发 杜仲核桃末

材料：杜仲、炒补骨脂各 15 克，核桃仁 80 克。

做法：上述药材共研成细末，每日 10 克，早中晚冲服。

补肝益肾，活血 杜仲丹参川芎酒

材料：杜仲 50 克，丹参 10 克，川芎 25 克，白酒 1000 毫升。

做法：将杜仲、丹参、川芎装入纱布袋，与白酒一起置于酒坛中，密封浸泡 20 天，每次饮用 1 小杯，每日 1~2 次。

滋阴补肾，缓解更年期不适 枸杞杜仲茶

材料：枸杞子 10 粒，杜仲 8 克。

做法：将枸杞子、杜仲一起放入杯中，盖上盖子闷泡约 10 分钟后饮用。

食用搭配宜忌

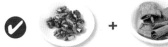

核桃仁+杜仲
补肝肾，强筋骨

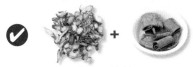

丹参+杜仲
活血通络

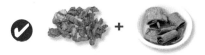

续断+杜仲
补肝益肾，止腰痛

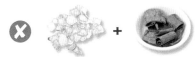

元参+杜仲
影响药效

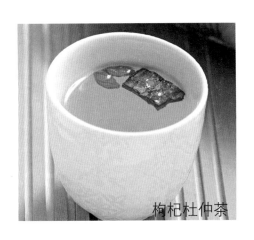

枸杞杜仲茶

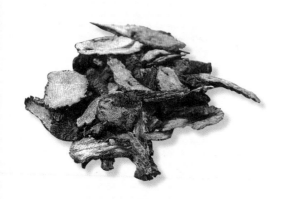

肉苁蓉

Rou Cong Rong

润肠通便，益精血

⊙肉苁蓉素有"沙漠人参"的美誉，具有很高的药用价值，是我国传统的名贵中药材，也是历代补肾壮阳类处方中使用频率最高的补益药物之一。

别名： 大芸、寸芸、苁蓉

性味： 性温，味甘、咸

归经： 归肾、大肠经

功效： 补肾阳、益精血、润肠通便

药典摘要： 肉苁蓉"养五脏，强阴，益精气，久服轻身"。——《神农本草经》

【分辨产地】

主产于内蒙古、甘肃、新疆、青海等地，内蒙古的肉苁蓉品质最好

【分辨形状】

呈不规则厚片，表面为棕褐色或灰棕色，周边为灰黑色鳞片状

【分辨体质】

适宜体质： 气虚、阳虚体质

不宜体质： 阴虚体质

【分辨人群】

适用人群： 阳痿、不孕、腰膝酸软者；便秘、头晕、耳鸣、心烦者

不宜人群： 大便泄泻者

【选购标准】

怎样区别淡苁蓉和咸苁蓉

肉苁蓉有淡苁蓉和咸苁蓉两种，淡苁蓉以个大身肥、鳞细、颜色灰褐色至黑褐色、油性大、茎肉质软者为佳。咸苁蓉以色黑质糯、细鳞粗条、体扁圆形者为佳。

【保存窍门】

炮制好晒干的肉苁蓉，用塑料袋挂在阴凉通风处，可保存一年之久。期间可拿出来晒 1~2 次。

推荐养生用量：1~5克

【家庭常用补益方法】

代茶饮： 取肉苁蓉、何首乌、枸杞子各5克，三种药材用水煎煮2次，分早中晚代茶饮用，可调理肾阳不足导致的阳痿早泄。

泡酒： 肉苁蓉20克，淫羊藿40克，白酒1000毫升。将药材泡入酒中，10日后饮用，每次20毫升，每日3次。有补肾壮阳的功效。

做羹： 肉苁蓉5克用黄酒冲洗，与山药50克、羊肉100克，适量水煮成羹，再加适量盐调味，适用于肾阳虚和精血少引起的肢冷、腰痛等。

养生滋补方

补气血，强腰肾 苁蓉人参饮

材料：肉苁蓉5克，人参5克。

做法：将两物水煎，去渣取汁，每日1剂，分数次饮服。

滋阴壮阳，祛寒 羊肉苁蓉粥

材料：羊肉150克，肉苁蓉5克，大米100克，生姜3~5片。

做法：将肉苁蓉切成片，先放入锅内，加水500毫升，小火煮1个小时，去除药渣，再放入切碎的羊肉、大米、生姜同煮成粥，最后加入油、盐调味。每周坚持服用1~2次。

食用搭配宜忌

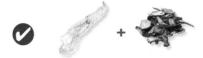

人参＋肉苁蓉

固腰肾，补气血

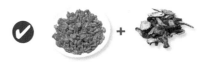

枸杞子＋肉苁蓉

补益肝肾

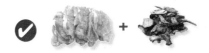

羊肉＋肉苁蓉

补肾助阳，益精润肠

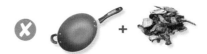

铁器＋肉苁蓉

降低药效

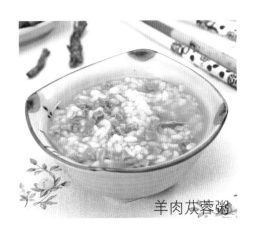

羊肉苁蓉粥

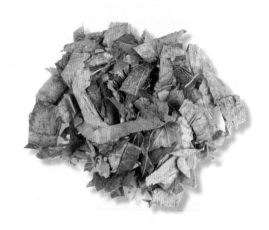

淫羊藿
Yin Yang Huo

补肾壮阳，驱风湿

⊙淫羊藿的叶子边呈锯齿状，叶背面长有柔毛，形状很像豆叶，羊吃了会不断交配。古代称豆叶为"藿"，因此人们把这种草命名为"淫羊藿"。

别名：仙灵脾、羊合叶、三枝九叶草
性味：性温，味辛、甘
归经：归肝、肾经
功效：补肾壮阳、强筋骨、祛风除湿
药典摘要：淫羊藿"性温不寒，能益精气，真阳不足者宜之"。——《本草纲目》

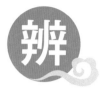

【分辨产地】
主产于陕西、辽宁、山西等地，东北地区所产最佳

【分辨形状】
淫羊藿为丝状片，上表面为黄绿色，网纹状叶脉清晰

【分辨体质】
适宜体质：阳虚体质
不宜体质：阴虚体质

【分辨人群】
适用人群：肾阳虚衰、阳痿遗精、筋骨痿软、风湿痹痛者
不宜人群：口干、手足心发热、潮热、盗汗等症状者

【选购标准】
以叶多密、颜色呈黄色发绿、梗少、形完好者为佳。

【保存窍门】
宜放置在干燥阴凉处保存，注意防潮。

推荐养生用量：3~10克

【家庭常用补益方法】

泡茶：淫羊藿、山楂各 10 克，川芎 5 克用水煎，代茶饮用，可以改善高脂血症。

泡酒：200 克淫羊藿在白酒中浸泡 1 周后饮服，量随人定，对阳痿、腰膝酸软有好处。

养生滋补方

安神定志，补肾 淫羊藿山药面

材料：淫羊藿 8 克，山药 30 克，桂圆肉 20 克，干面条适量，酱油、料酒各适量。
做法：淫羊藿洗净，煎煮取汁，药汁加水、山药、桂圆肉煎煮 20 分钟后，下面条，面条熟后加料酒和酱油即可。每日 1 次，连服 1 周。调理肾虚血亏引起的失眠健忘、腰膝酸软、阳痿早泄。

补肾壮阳 淫羊藿药酒

材料：淫羊藿 300 克，米酒 1500 毫升。
做法：淫羊藿平铺在瓶内，注入米酒淹过材料，加盖密封，45 天后可滤渣取汁饮用。每天 1 次，每次饮用 10~15 毫升。

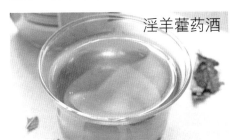

淫羊藿药酒

食用搭配宜忌

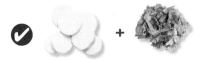

山药+淫羊藿
壮阳补肾

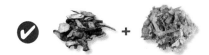

肉苁蓉+淫羊藿
补肾壮阳

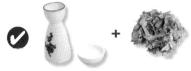

白酒+淫羊藿
调理中老年肾阳不足

中药典故

据记载，南北朝时的著名医学家陶弘景听一位老羊倌对旁人说：有种生长在树林灌木丛中的怪草，叶青，状似杏叶，一根数茎，高达一二尺。公羊啃吃以后，与母羊交配次数明显增多。陶弘景暗自思忖：这很可能就是一味还没被发掘的补肾良药。他虚心向羊倌请教，又反复验证，果然证实这野草的强阳作用不同凡响。后将此药载入药典，得名"淫羊藿"。

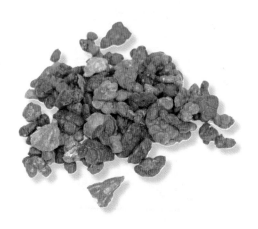

益智仁
Yi Zhi Ren

温脾暖肾，止泄泻

⊙历代医家及本草论著都说，益智仁能补肾壮阳、固精缩尿、温脾止泄、提高记忆力，而且益智仁"久服轻身"，是一味补肾防衰的良药，很适合长期从事脑力劳动和体质虚弱者服用。

别名：益智、益智子

性味：性温，味辛

归经：归脾、肾经

功效：暖肾、固精、缩尿、温脾止泻、摄唾、延缓老化

药典摘要："益智，行阳退阴之药也。"——《本草纲目》

【分辨产地】
　　主产于海南

【分辨形状】
　　呈椭圆形，两端稍尖，棕色或灰棕色，表面有明显纵向呈断续状的隆起棱线

【分辨体质】
　　适宜体质：阳虚体质
　　不宜体质：阴虚体质

【分辨人群】
　　适用人群：肾虚遗尿、小便频多、遗精白浊、脾寒泄泻、腹中冷痛者
　　不宜人群：阴虚火旺或因热导致的遗精、滑精或妇女崩露带下者

【选购标准】
　　益智仁以颗粒大、均匀、饱满、色红棕、无杂质者为佳。

【保存窍门】
　　益智仁保存须装入密闭容器中，放置在阴凉干燥处。

推荐养生用量：6~12克
【家庭常用补益方法】

代茶饮： 益智仁 12 克捣碎，与 3 克绿茶一起放入茶杯中，沸水冲泡，每日当茶饮用。可温肾止遗精。

炖煮： 猪腰 1 只挑净筋膜，切片，放入炖锅，加 15 克杜仲、6 克益智仁，生姜、葱适量，炖食，可补肝肾、缩小便。

◀ 养生滋补方 ▶

益肾固精 益智仁莲子汤

材料：益智仁 10 克，莲子、芡实、淮山各 40 克，猪肚 1 个。

做法：将益智仁煎汤去渣。将莲子、芡实、淮山泡入益智仁汤中 2 小时，再装入洗净的猪肚内，放入炖锅中，小火煮 3 小时左右。

补肾，止遗尿 益智仁黄芪饮

材料：益智仁、黄芪、杏仁各 5 克。
做法：以上药物，水煎当茶饮用。

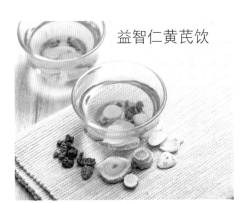
益智仁黄芪饮

食用搭配宜忌

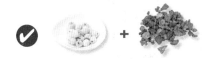
莲子+益智仁
固精益肾

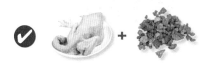
鸡肉+益智仁
益智，补虚

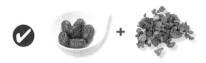
红枣+益智仁
活血化瘀，调经止痛

中药典故

相传，清朝有一位秀才，多年未能中举，苦恼异常。长年累月，他的记忆力开始衰退，肾气衰弱，夜尿频多。一天夜晚，他坐在草丛中，无意采摘眼前的果实咀嚼，坚持了好多天。慢慢地，记忆力好了，身体也好了，第二年就金榜题名，秀才给这种药草起名"益智仁"。

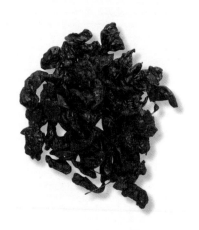

山茱萸

Shan Zhu Yu

补益肝肾，收敛固涩

⊙山茱萸为常用名贵中药材，应用历史悠久，始载于东汉《神农本草经》。张仲景以山茱萸为君创制了"金匮肾气丸"。

别名： 萸肉、山萸肉、肉枣、枣皮

性味： 性微温，味酸、涩

归经： 归肝、肾经

功效： 补肾壮阳，收涩固脱，增强体质，抗氧化，降血脂，降糖

药典摘要： 山茱萸"壮元气，秘精"。——《雷公炮炙论》

【分辨产地】

产于山西、陕西、甘肃、山东、江苏、浙江等省

【分辨形状】

皮内肥厚、色红油润

【分辨体质】

适宜体质： 阳虚体质

不宜体质： 湿热体质

【分辨人群】

适用人群： 肝肾不足、头晕目眩、耳鸣、腰酸、遗精、遗尿、小便频数等患者

不宜人群： 阳强不痿、素有湿热、小便淋涩者

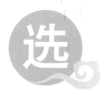

【选购标准】

选购山茱萸，以酸味浓、干燥无核、洁净者为佳。

【保存窍门】

山茱萸易发霉、变色、虫蛀。应该在干燥通风处保存。

用

推荐养生用量：6~12克

【家庭常用补益方法】

水煎服： 将山茱萸、防风、黄芪各9克，一起放入砂锅中煎煮饮用。补肾固涩，调理多汗，易感冒等表虚症状。

煮粥： 将山茱萸与羊肉、粳米、姜一起煮粥后食用，可补肾助阳、健脾胃。

养生滋补方

固肾、补血、安胎 莲萸粥

材料：莲子20克，红糖、山茱萸各10克，粳米80克。

做法：莲子、山茱萸和粳米分别淘洗干净。锅置火上，放入莲子、山茱萸和粳米，倒入适量的清水，大火烧开后转小火煮至莲子、粳米熟烂成粥时即可。

补肾助阳，养胃健脾 萸肉羊肉粥

材料：粳米50克，瘦羊肉60克，山茱萸12克，盐1克，葱白5克，姜5克。

做法：将山茱萸、羊肉分别洗净后切小丁。用砂锅煎山茱萸，取汁去渣，放入羊肉、粳米一起煮沸后，加入盐、葱白段、姜片，煮为稀粥。

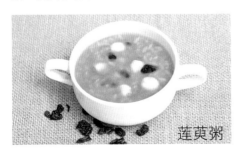

莲萸粥

食用搭配宜忌

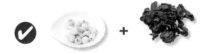

莲子+山茱萸
安血，固肾

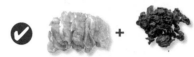

羊肉+山茱萸
助阳补肾

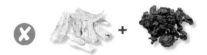

桔梗+山茱萸
影响药效

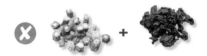

防风+山茱萸
影响药效

中药典故

古人常用茱萸来比喻兄弟情义。王维在《九月九日忆山东兄弟》中写道："独在异乡为异客，每逢佳节倍思亲。遥知兄弟登高处，遍插茱萸少一人。"

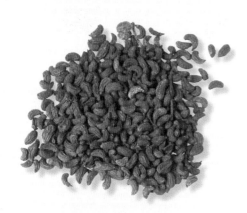

女贞子
Nü Zhen Zi

补阴之最

⊙女贞子是传统常用中药材，应用历史悠久，始载于东汉《神农本草经》，列为上品。中医认为，女贞子具有滋补肝肾、养血益阴、乌须明目等作用。

别名： 女贞实、冬青子

性味： 性凉，味甘、苦

归经： 归肝、肾经

功效： 补肝滋肾、明目乌发、退热、抗衰老、抗肿瘤

药典摘要： 女贞子"主补中，安五脏，养精神，除百病，久服肥健，轻身不老"。——《神农本草经》

辨

【分辨产地】

主产于浙江、江苏、湖南等地

【分辨形状】

呈椭圆形、倒卵形或肾形，长4~10毫米，直径3~4毫米，表面灰黑或紫黑色，皱缩不平

【分辨体质】

适宜体质： 阴虚体质

不宜体质： 阳虚体质

【分辨人群】

适用人群： 肝肾阴虚、眩晕耳鸣、腰膝酸软、须发早白、目暗不明者

不宜人群： 大便溏泻者

选

【选购标准】

女贞子以粒大、饱满、肉质坚实、色黑紫，无泥沙、杂质者为佳。

【保存窍门】

密闭，宜放置在阴凉干燥处保存，防潮。

用

推荐养生用量：**6~12克**

【家庭常用补益方法】

水煎：女贞子 12 克，肉苁蓉 10 克，水煎当茶饮用，可润肠通便。

泡酒：女贞子 200 克，低度白酒 500 毫升，将女贞子洗净，蒸后晒干，放入低度白酒中，加盖密封，每天振摇 1 次，1 周后开始服用，每日 1~2 次，每次 20~30 毫升。可祛斑、美肤。

养生滋补方

补肝肾，软化血管 **女贞子蜂蜜饮**

材料：女贞子 10 克，蜂蜜 30 克。

做法：先将女贞子放入锅中，加水适量，小火煎煮 20 分钟，去渣取汁，调入蜂蜜即可。

清利头目，润肠 **女贞决明子汤**

材料：女贞子 12 克，黑芝麻、桑葚、决明子各 8 克。

做法：水煎，早晚空腹温服，每天喝 1 剂。

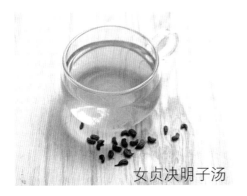

女贞决明子汤

食用搭配宜忌

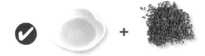

✓ **蜂蜜+女贞子**
滋补肝肾

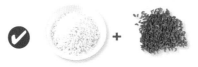

✓ **粳米+女贞子**
延缓衰老

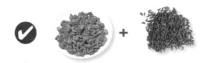

✓ **枸杞子+女贞子**
调理肾阴虚引起的腰痛

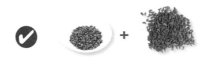

✓ **决明子+女贞子**
补肝肾，清头目

中药典故

有记载，女贞子是古代鲁国一位女子的名字。因该药"负霜葱翠，振柯凌风，而贞女慕其名，或树之于云堂，或植之于阶庭"而命名。李时珍在《本草纲目》中描述女贞子："此木凌冬青翠，有贞守之操，故以女贞状之。"

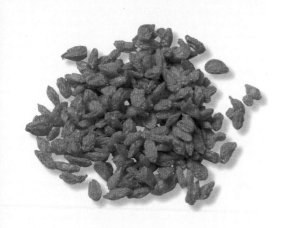

枸杞子

Gou Qi Zi

滋补肝肾，益精养血

⊙枸杞子是常见的药食两用的中药材，我国古代医学家很早就发现了它的药用价值，从汉代起就应用于临床，并作为延年益寿的佳品。枸杞子是药食两用的食物，里面不含任何毒素，可以经常服用。

别名：红耳坠、狗奶子、西枸杞、山枸杞

性味：性平，味甘

归经：归肝、肾经

功效：滋补肝肾、益精明目、润肺、调节免疫力

药典摘要：枸杞子"坚筋耐老，补益筋骨，能益人"。——《食疗本草》

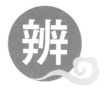

【分辨产地】

主产于华北、西北等地，宁夏所产最佳

【分辨形状】

呈鲜红色或暗红色，表面有明显不规则皱纹。粒大、肉厚、种子较少者佳

【分辨体质】

适宜体质：阴虚体质及抵抗力差者

不宜体质：湿热体质

【分辨人群】

适用人群：虚劳精亏、腰膝酸痛、眩晕耳鸣、内热消渴、目昏不明等患者

不宜人群：腹泻、感冒发烧、身体有炎症者、高血压患者

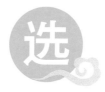

【选购标准】

选枸杞子要一看、二闻、三尝

一看色泽。要选略带紫色的，形状一般不要太挑剔，只是品种上的差异。

二闻气味。没有异味和刺激的感觉就能选择。

三尝味道。取几粒枸杞子咀嚼，如口感甜润，没有苦味、涩味，就是正品。

【保存窍门】

将枸杞子装在密封袋中，放置在冰箱或其他的冷藏设备中 0~4℃保存。

用

推荐养生用量：**5~10克**

【家庭常用补益方法】

煎服：取枸杞子 10 克水煎后饮用，可分 2~3 天饮用。

嚼食：最简单、方便的服用方法。

泡酒：取枸杞子 30~60 克，白酒 500 毫升。将枸杞子浸泡 15 天后服用，每次 5~10 毫升，每日 2 次。

◀ 养生滋补方 ▶

益精明目，清热 枸杞子菊花茶

材料：枸杞子 9 克，菊花少许。

做法：将枸杞子、菊花洗净，加适量热水冲泡即可，代茶饮，可反复冲泡。

降血脂 山药枸杞粥

材料：山药 100 克，糙米 80 克，枸杞子 5 克。

做法：糙米淘洗干净，用水浸泡 2 小时；山药洗净，去皮，切丁；枸杞子洗净。锅置火上，加水烧沸，放入糙米，大火煮沸后改小火熬煮至七成熟，放入山药丁，煮软烂后，加入枸杞子即可。

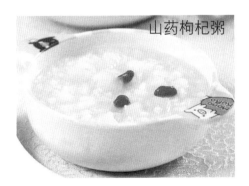

山药枸杞粥

食用搭配宜忌

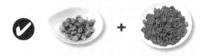

菊花+枸杞子
清肝明目

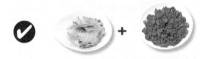

当归+枸杞子
补血调经

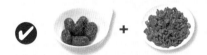

红枣+枸杞子
补气养血

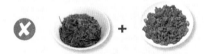

绿茶+枸杞子
影响营养吸收

中药典故

唐代诗人刘禹锡曾有诗赞枸杞："僧房药树依寒井，井有清泉药有灵。枝繁本是仙人杖，根老能成瑞犬形。上品功能甘露味，还知一勺可延龄。"

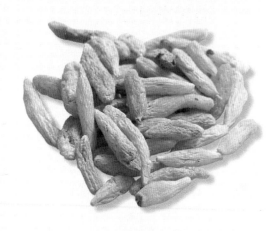

麦冬
Mai Dong

养阴润肺，清心养胃

⊙麦冬，为百合科植物麦冬的干燥块根。《名医别录》称其可以"疗虚劳客热，口干燥渴"。现代药理实验表明，麦冬有良好的降血糖、提高机体免疫力的作用，可促进胰岛细胞修复，是糖尿病患者的食疗佳品。

别名： 麦门冬、沿阶草

性味： 性微寒，味甘、微苦

归经： 归肺、胃、心经

功效： 清心除烦，养阴生津润肺，治口干燥渴，咽喉肿痛，冠心病

药典摘要： "麦门冬，清心润肺之药也。主心气不足，惊悸怔忡，健忘恍惚，精神失守；或肺热肺燥……"——《本草汇言》

辨

【分辨产地】
以浙江余姚、杭州、慈溪等地及四川绵阳地区所产为最佳

【分辨形状】
干燥无须根，呈黄白色，表面有不规则细纵纹者为佳

【分辨体质】
适宜体质： 阴虚体质

不宜体质： 痰湿体质

【分辨人群】
适用人群： 肺燥干咳、阴虚咳嗽、喉痹咽痛、心烦失眠、肠燥便秘者

不宜人群： 孕妇、大便稀溏者

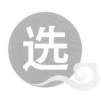

选

【选购标准】
麦冬以表面淡黄白色、完整壮实、皮细、味甘、半透明、气香、嚼起来发黏、没有发霉者为好。

【保存窍门】
麦冬宜放置在阴凉干燥处保存，防潮。

用

推荐养生用量：5~10克

【家庭常用补益方法】

泡水：取麦冬6克，用开水冲泡后饮用，可缓解糖尿病患者口干、口渴等。

泡酒：将麦冬泡于白酒中，每次饮用1小杯。

煮粥：将麦冬与糯米一起煮成粥食用，具有很好的润肺养阴功效。

◤ 养生滋补方 ◢

养胃润肺 西洋参麦冬鲜鸡汤

材料：西洋参10克，麦冬10克，鲜鸡肉100克（去皮），盐适量。

做法：将西洋参、麦冬稍浸泡；鲜鸡肉洗净，切块。将西洋参、麦冬、鸡肉一起放进炖盅内，加入适量冷开水（约1碗量），盖盖儿隔水炖2小时，食用时调入盐即可。

消食开胃，益气 山楂麦冬茶

材料：山楂干品、炒麦芽、麦冬各5克。

做法：将上述材料一起放入杯中，倒入沸水，盖盖子闷泡约10分钟后饮用。

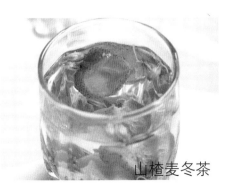
山楂麦冬茶

食用搭配宜忌

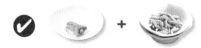
西洋参+麦冬
润肺益胃

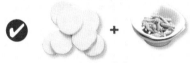
山药+麦冬
补肝肾，润五脏

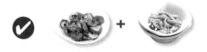
山楂+麦冬
健胃消食

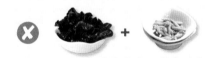
木耳+麦冬
影响药效

中药典故

据《十州记》载：相传，在秦始皇时代，有一只鸟衔来一株草，绿叶像韭菜，淡紫色花瓣，与绿叶相映，非常雅致。食之可以长生不老。秦始皇曾派方士去东瀛洲寻找此药，该药就是麦冬。

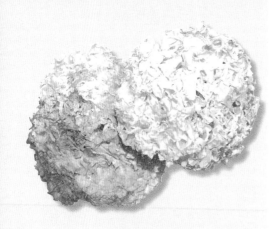

银耳

Yin Er

滋阴润燥，补益肾阴

⊙银耳被誉为"食用菌之王"，既是上等的营养滋补佳品，又是扶正固本的良药，是药食两用的佳品。历代皇家贵族都将银耳看作"延年益寿之品""长生不老良药"。

别名：白木耳、银耳子、雪耳

性味：性平，味甘

归经：归肺、胃、肾经

功效：滋阴清热、润肺止咳、养胃生津、益气和血、补肾强心、健脑提神、解除疲劳

药典摘要：银耳"清肺热，济肾燥，强心神，益气血"。——《神农本草经》

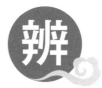

【分辨产地】

四川通江所产银耳最有名气

【分辨形状】

色泽金黄、朵大体轻、肉质厚实

【分辨体质】

适宜体质：阴虚体质

不宜体质：湿热体质

【分辨人群】

适用人群：肺热咳嗽、肺燥干咳、妇女月经不调、胃炎、大便秘结等患者

不宜人群：外感风寒咳嗽者、糖尿病人

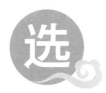

【选购标准】

要挑选颜色偏黄的银耳，外观饱满充实、色泽洁白的很可能是硫黄熏制过的，不宜选购。

【保存窍门】

银耳宜放置在洁净、干燥能密闭的坛、罐、瓶等器皿内，放置在干燥、通风的地方保存。

若发现银耳受潮变软，要及时取出来放在通风处吹晾、阴干，然后仍放在密闭的器皿中保存。

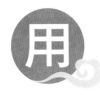

推荐养生用量：5~10克（干）

【家庭常用补益方法】

烧菜：银耳适合采用凉拌、煲汤、煮粥、炒菜等烹饪方法。

外敷：银耳 10 克，研成细末，配 60 克白面混合均匀，每日取 10 克调成糊状，涂在脸上半小时后洗去，可美白肌肤。

清蒸：银耳、木耳各 10 克，冰糖适量。将银耳和木耳用温水发开，洗净切碎，放入碗里加清水、冰糖，蒸 1 小时。

养生滋补方

润肺清燥，止咳 银耳雪梨汤

材料：银耳 50 克，雪梨 1 个，杏仁 10 克，胡萝卜 120 克，陈皮、蜜枣、枸杞各适量。

做法：银耳用清水泡发，去黄蒂，撕成小块；雪梨洗净，去皮、核，切小块；杏仁洗净，去核；胡萝卜洗净，切小块。锅内倒入八分满的水，加入陈皮，待水煮沸后，放入银耳、雪梨块、杏仁、枸杞、蜜枣和胡萝卜块，大火煮 20 分钟，转小火继续炖煮 3 个小时左右。

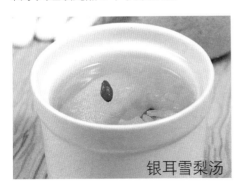

银耳雪梨汤

食用搭配宜忌

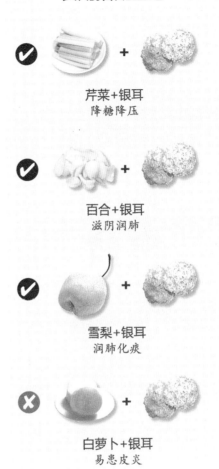

✔ 芹菜+银耳
降糖降压

✔ 百合+银耳
滋阴润肺

✔ 雪梨+银耳
润肺化痰

✘ 白萝卜+银耳
易患皮炎

润肺生津 银耳拌芹菜

材料：干银耳 5 克，芹菜 250 克，蒜末、盐、鸡精各适量，香油 3 克。

做法：干银耳泡发，择洗干净，入沸水中焯透，撕成小片；芹菜择洗干净，切段，放入沸水中烫熟。取盘，放入银耳和芹菜段，加入蒜末、盐、鸡精和香油拌匀即可。

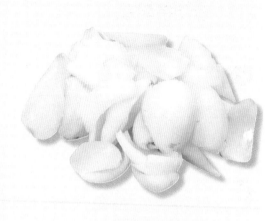

百合
Bai He

补中益气，养阴润肺

⊙百合，为百合科多年生草本植物卷丹、百合或细叶百合的干燥肉质鳞叶。营养丰富、味道鲜美，营养丰富，有很高的药用价值。

别名： 山丹、倒仙、番韭、强瞿
性味： 性寒，味甘
归经： 归心、肺经
功效： 养阴清热、滋补润肺、治肺结核咯血；安眠、抗疲劳、抗癌、调理痛风
药典摘要： 百合可"润肺止咳、宁心安神、补中益气"。——《本草纲目》

【分辨产地】
　　全国各地均有出产

【分辨形状】
　　百合为淡棕黄色，边缘较中间薄，略向内弯曲

【分辨体质】
　　适宜体质： 阴虚体质
　　不宜体质： 虚寒体质

【分辨人群】
　　适用人群： 阴虚噪咳、劳嗽咯血、惊悸虚烦、失眠多梦者
　　不宜人群： 风寒咳嗽、大便溏泻、伤风感冒及腹泻不止者

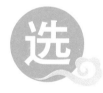

【选购标准】
如何选购鲜百合
　　鲜百合以外形好，无黑斑点，个大瓣厚，色白或呈淡黄色，无霉变者为佳。
怎样选购干百合
　　干百合以干燥、无杂质、肉厚且晶莹透明者为佳。

【保存窍门】
　　干百合要密封保存，放置在通风干燥处，也可密封放入冰箱冷藏。

推荐养生用量：5~15克（干）

【家庭常用补益方法】

泡茶：干百合、菊花各 5 克，金银花 5 克，绿茶、薄荷各 2 克。一起用沸水冲泡，加盖儿闷 5 分钟即可当茶饮用。

炖汤：鲜百合 50 克，甜杏仁 15 克，白糖 15 克。鲜百合掰成瓣，洗净。甜杏仁放入砂锅，加适量水，武火煮沸后放入鲜百合瓣，再转文火煨 1 小时，调入白糖拌匀。

煮粥：鲜百合、枸杞子、桂圆肉各 8 克，大枣 3 枚，粳米 100 克。将 4 味药材洗净后和粳米同煮成粥，早晚食用。

养生滋补方

润肺防燥，增强食欲 西芹百合

材料：西芹 250 克，鲜百合 50 克，蒜末、盐各 3 克，植物油适量。

做法：西芹择去叶，洗净，切片；鲜百合洗净，掰瓣。将西芹和百合分别焯烫一下捞出；锅内倒油烧热，下蒜末爆香，倒入芹菜和百合炒熟，加盐调味即可。

养心安神 蜂蜜百合

材料：鲜百合 80 克，蜂蜜 40 克。

做法：百合、蜂蜜拌匀，上锅蒸熟，睡前食用。调理神经衰弱、睡眠不足、久咳有效。

食用搭配宜忌

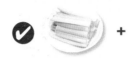 +

西芹+百合
防燥润肺

 +

蜂蜜+百合
安神养心

 +

莲子+百合
滋阴养脾

 +

羊肉+百合
可能引起腹泻

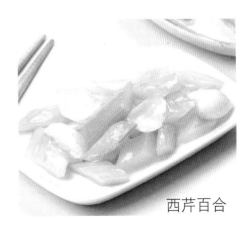

西芹百合

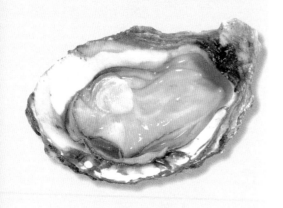

牡蛎

Mu Li

健脑益智，降低血压

⊙牡蛎肉味鲜美、营养全，兼有"细肌肤，美容颜"及降血压和滋阴养血、健身壮体等多种作用，因而被视为美味海珍和健美强身食物。在诸多的海洋珍品中，许多人唯独钟情于牡蛎。西方称其为"神赐魔食"。

别名： 蛎蛤、牡蛤、蛎黄、海蛎子、蚝子

性味： 性微寒，味咸

归经： 归肝、胆、肾经

功效： 重镇安神、潜阳补阴、软坚散结、保肝利胆、健脑益智、降血压

药典摘要： 牡蛎肉"多食之，能细活皮肤，补肾壮阳，并能治虚，解丹毒"。——《本草纲目》

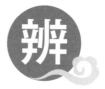

【分辨产地】

中国沿海

【分辨形状】

壳色泽黑白明显，去壳后肉质丰满

【分辨体质】

适宜体质： 阴虚体质

不宜体质： 虚寒体质

【分辨人群】

适用人群： 眩晕耳鸣、手足震颤、心悸失眠、烦躁不安、惊痫癫狂、自汗盗汗、遗精尿频、崩漏带下、吞酸胃痛者

不宜人群： 虚寒咳嗽者

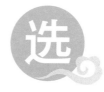

【选购标准】

牡蛎以壳色泽黑白明显者为佳，去壳之后的肉完整丰满，边缘乌黑，肉质带有光泽、有弹性。如果牡蛎韧带处泛黄或者发白，则不新鲜，不宜食用。

【保存窍门】

新鲜牡蛎先不要洗，最好放在冰箱里 1~4℃保存。

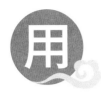

推荐养生用量：200~500克

【家庭常用补益方法】

清蒸：配以适当调料清蒸牡蛎，可保持原汁原味。

鲜炸：如果食用软炸鲜蚝，可将蚝肉加入少许黄酒略腌，将蚝肉蘸上面糊，在油锅煎至金黄色，蘸以油、醋佐食。

煮汤：若用牡蛎配以肉块姜丝煮汤，煮出的汤白似牛奶，鲜美可口。

养生滋补方

降火、滋阴、美容 皮蛋牡蛎粥

材料：皮蛋 2 个，鲜牡蛎肉 80 克，粳米 100 克，葱花、油适量。

做法：将皮蛋除泥料及外壳，每个切成 12 等份，牡蛎肉洗净。把粳米淘洗干净，放入锅内加适量清水，煮成稀粥，再加入皮蛋、牡蛎肉、葱花、油适量调味，再煮沸片刻，即可食用，每天 2 次，连用 5 天。

防止餐后血糖升高 牡蛎蒸饭

材料：牡蛎 100 克，大米 100 克，酱油、葱、蒜蓉、香油、芝麻、胡椒粉、盐、植物油各适量。

做法：将牡蛎用盐水冲洗干净，沥干水分；大米淘洗干净，加入牡蛎，放入电饭锅一起蒸熟；另起锅，倒入植物油，烧至六成热，放入由酱油、葱、蒜蓉、香油、芝麻、胡椒粉制成的调料，翻炒均匀；食用时将调料汁浇在牡蛎饭上，拌匀即可。

食用搭配宜忌

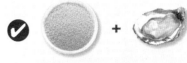

小米+牡蛎
充分发挥牡蛎的作用

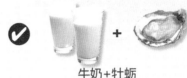

牛奶+牡蛎
预防骨质疏松

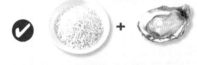

糯米+牡蛎
可治出汗不止

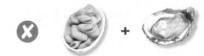

蚕豆+牡蛎
影响对牡蛎中锌的吸收

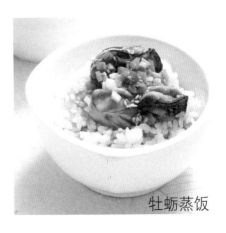

牡蛎蒸饭

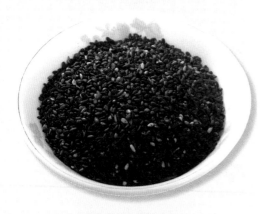

黑芝麻

Hei Zhi Ma

滋补肝肾，益血润肠

⊙芝麻分为黑芝麻和白芝麻两种，补益药用以黑芝麻为主。古代养生学家陶弘景对它的评价是"八谷之中，唯此为良"。在日常生活中，我们吃的多为芝麻制品，如香油、芝麻酱等。

别名：胡麻、油麻、芝麻

性味：性平，味甘

归经：归肝、肾、大肠经

功效：补肝肾，润五脏，益精血，长肌肉，填脑髓，乌发

药典摘要：芝麻"生发，增生体力，涩尿，舒心，提升胃温"。——《晶珠本草》

【分辨产地】

主产于河南、河北、山东、湖北等地

【分辨形状】

个大、色黑、饱满

【分辨体质】

适宜体质：阴虚体质

【分辨人群】

适用人群：用于肝肾不足所致的眩晕、眼花、视物不清、腰酸腿软、耳聋耳鸣、头发早白之人；贫血、血脂异常、高血压、糖尿病、老年哮喘、肺结核、习惯性便秘者

不宜人群：慢性肠炎、便溏腹泻者

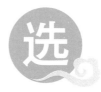

【选购标准】

如何辨别真假黑芝麻

抓一小把黑芝麻放到手心里，如果手心很快变黑，则说明是染色黑芝麻。真正的黑芝麻吃起来不苦，有轻微甜感，有香味。如果是染色的黑芝麻会有一种怪怪的机油味或不正常的味道。

【保存窍门】

黑芝麻炒熟保存。炒前将杂质拣去，用水清洗一下，过滤。放平底锅中用小火炒干，炒好的黑芝麻放瓶子中保存。

推荐养生用量：**3~10克**

【家庭常用补益方法】

炒食： 黑芝麻 10 克，炒熟，每日服食，可滋补肝肾，乌发。

泡茶： 黑芝麻、柏子仁、核桃仁各 10 克，分别洗净，一起捣烂，用沸水冲泡，每天早晚空腹饮用。改善睡眠质量。

煮粥： 黑芝麻 10 克，核桃仁 40 克，一齐捣碎，加适量大米和水煮成粥，可补益肝肾。

养生滋补方

补肝肾，乌发 黑芝麻桑葚糊

材料：黑芝麻 10 克，桑葚 50 克，大米 30 克，白糖 10 克。

做法：将大米、黑芝麻、桑葚分别洗净，同放入石钵中捣烂。砂锅内放清水 3 碗，煮沸后放入白糖，再将捣烂的米浆缓慢调入，煮成糊状。

益智强身，补肝肾 木耳芝麻茶

材料：木耳 250 克，黑芝麻 150 克，白糖适量。

做法：将木耳炒至发黑稍微有些焦味，黑芝麻炒香，然后将两者混合均匀。每次取 6 克，用开水冲服，代茶饮。

食用搭配宜忌

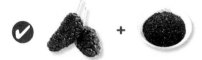

桑葚+黑芝麻
补肝益肾，乌发

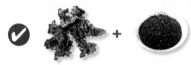

木耳+黑芝麻
滋补肝肾，益智健脑

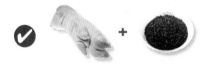

猪蹄+黑芝麻
补血，促进乳汁分泌

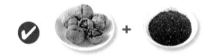

核桃+黑芝麻
排毒养颜

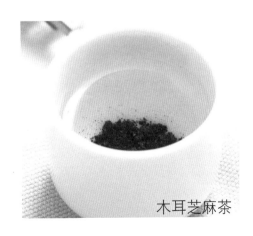

木耳芝麻茶

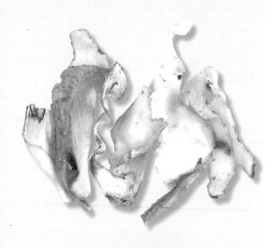

玉竹

Yu Zhu

养阳清热，润肺止渴

⊙玉竹为百合科植物，以根入药。具有养阴清热、生津止咳等功效。医学上将玉竹用作滋补药品，主治热病伤阴、虚热噪咳、心脏病、糖尿病、结核病等症，并可作为高级滋补食品、饮料和佳肴。

别名： 地管子、尾参、铃铛菜

性味： 性微寒，味甘

归经： 归肺、胃经

功效： 养阴润燥、生津止渴、强心安神、降血糖、消炎

药典摘要： 玉竹"治肺胃燥热，津液枯涸，口渴嗌干等症，而胃火炽盛，燥渴消谷，多食易饥者，尤有捷效"。——《本草正义》

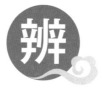

【分辨产地】

产于黑龙江、吉林、辽宁等地，主产于湖南邵东

【分辨形状】

呈不规则厚片或段，外表皮黄白色至淡黄棕色，半透明，有时可见环节

【分辨体质】

适宜体质： 阴虚体质

不宜体质： 痰湿体质

【分辨人群】

适用人群： 阴虚肺燥有热导致的干咳少痰、咯血、声音嘶哑；胃阴虚有热的口干舌燥、食欲缺乏、多汗等

不宜人群： 脾胃虚寒泄泻者

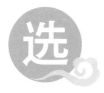

【选购标准】

玉竹以条粗长、淡黄色、饱满、半透明状、体重、糖分足者为佳。

【保存窍门】

玉竹适合放置在干燥处保存。要注意防霉、防蛀。

用

推荐养生用量：5~10克

【家庭常用补益方法】

茶饮：取玉竹适量，制成粗末，用沸水冲泡即可。用于肺胃阴虚导致的口渴、口干。

煮粥：玉竹 10 克洗净，去根须，切碎，煎取浓汁后去渣。与大米一起加入适量水，共煮为稀粥，加白糖调味，可以养阴润燥。

炖汤：玉竹 10 克与猪瘦肉 200 克洗净，共煮汤，喝汤吃肉，可调治久咳痰少、气虚乏力等症。

养生滋补方

滋润皮肤 玉竹润肤茶

材料：玉竹、桑葚各 10 克，红枣 2 枚。
做法：将红枣去核，切成片；与玉竹、桑葚一起放入杯中，倒入沸水，盖盖子闷泡 15 分钟后饮用。

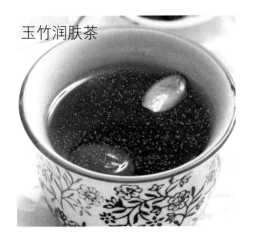
玉竹润肤茶

食用搭配宜忌

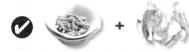

麦冬+玉竹
生津止咳

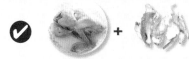

鸽肉+玉竹
润肺清热，生津

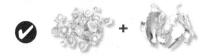

沙参+玉竹
滋阴补虚，健胃润肠

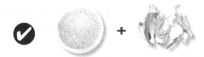

大米+玉竹
生津止渴，滋阴润肺

中药典故

传说，三国时的樊阿从小就拜华佗为师。华佗曾传给他一个秘方，服用后利五脏、去虫、轻身益气，能延年益寿。樊阿一直秘密藏着，不传授。人们还是在他喝醉酒后才知道的，从此便流传开来，其实秘方就是玉竹。

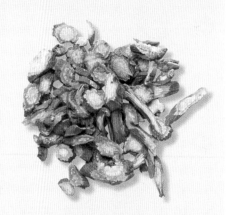

丹参
Dan Shen

活血散瘀，镇静止痛

⊙丹参是著名的"活血化瘀"中药，《神农本草经》将其列为上品。丹参能促进血液循环，扩张冠状动脉，增加血流量，防止血小板凝结。

别名：红根、紫丹参、血参根

性味：性微寒，味苦

归经：归心、肝经

功效：活血祛瘀、通经止痛、清心除烦、凉血消痈，用于血虚或瘀血所致的月经不调、经闭、痛经、产后瘀痛、胸腹刺痛、风湿痹痛、疮疡痈肿等

药典摘要：丹参"活血，通心包络。治疝痛"。——《本草纲目》

【分辨产地】

　　主产于四川、安徽、河南等地，以四川、河南所产最佳

【分辨形状】

　　呈黄棕色，有明显黄白色筋脉小点，呈放射状

【分辨体质】

　　适宜体质：血瘀体质

　　不宜体质：虚寒体质

【分辨人群】

　　适用人群：妇女月经不调、闭经、痛经、冠心病、失眠等患者

　　不宜人群：无瘀血者、感冒患者及孕妇

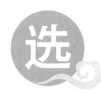

【选购标准】

　　选购丹参，以根条粗壮、干燥、色紫红、无芦头及须根者为佳。

【保存窍门】

　　丹参宜装入密闭的储物罐中或用纸袋封装，放置在阴凉干燥处，防潮防蛀。

推荐养生用量：5~10克

【家庭常用补益方法】

泡茶：取丹参、玉竹、山楂各 10 克煎水，代茶饮，每日 1 次。有降糖、降血压作用。

煮粥：将丹参与大米一起煮成粥食用，简单方便，还具有保健养生功效。

泡酒：丹参 60 克，红花、月季花各 15 克，以白酒 500 克浸渍，每次饮 1~2 小杯，具有活血化瘀、调经止痛的作用。

养生滋补方

养血安神 丹参酒

材料：丹参 300 克，米酒适量。

做法：将丹参切碎，倒入适量的米酒浸泡 15 天，而后滤出药渣压榨出汁，将药汁与药酒合并，再加入适量米酒，过滤后装入瓶中备用，每次饮用 1 小杯，每日 1~2 次。

调节血压 丹参红花粥

材料：丹参 10 克，红花 6 克，白砂糖 5 克，粳米 150 克。

做法：将丹参润透，切成薄片；红花洗净，去杂质；粳米淘洗干净。将粳米与丹参、红花一同放入锅内，加入 800 毫升清水；先用大火煮沸，再改用小火慢煮 30 分钟，最后加入白砂糖即可。

食用搭配宜忌

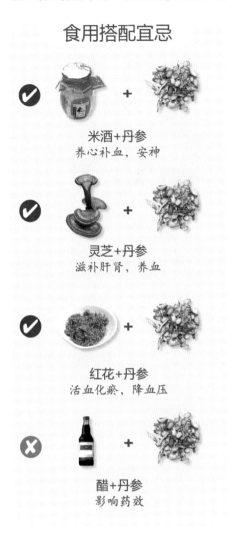

✔ 米酒+丹参
养心补血，安神

✔ 灵芝+丹参
滋补肝肾，养血

✔ 红花+丹参
活血化瘀，降血压

✘ 醋+丹参
影响药效

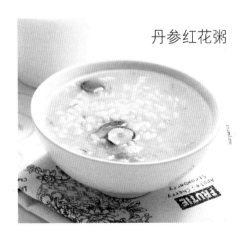

丹参红花粥

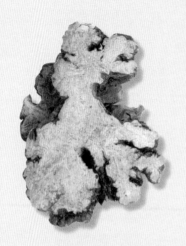

川芎

Chuan Xiong

活血行气，祛风止痛

⊙川芎，为伞形科植物川芎的干燥根茎，有活血行气、祛风止痛、疏肝解郁的功效。另外，还能扩大头部毛细血管，促进血液循环，给头发增添营养，使头发有良好的柔韧性和不易变脆的功能。

别名： 山鞠穷、香果、马衔、京芎

性味： 性温，味辛

归经： 归肝、胆、心包经三经

功效： 活血化瘀、行气开郁、祛风止痛

药典摘要： "川芎，上行头目，下调经水，中开郁结，血中气药。"——《本草汇言》

【分辨产地】
四川产的最为有名

【分辨形状】
呈灰黄色不规则薄片，有波状环纹，有明显波状油点

【分辨体质】
适宜体质： 血瘀体质
不宜体质： 阴虚体质

【分辨人群】
适用人群： 适宜胸胁疼痛、风湿痹痛、症瘕结块、疮疡肿痛、跌仆伤痛、月经不调、经闭痛经、产后瘀痛、头痛等患者

不宜人群： 阴虚火旺、上盛下虚及气弱者；月经过多、孕妇及出血性疾病患者

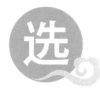

【选购标准】
以个大饱满、质坚实、断面色黄白、油性大、香气浓者为佳。

【保存窍门】
放置在阴凉干燥处，可用花椒包防蛀，还要注意防霉；炮制品需贮藏在干燥容器内，密闭，放置在阴凉干燥处，防蛀虫。

推荐养生用量：**3~10克**

【家庭常用补益方法】

泡茶：川芎与绿茶、杭白菊各3克，用沸水冲泡，具有调理风热头痛的功效。

煎煮：将川芎与当归、白芍、熟地黄一起煎成汁服用，具有补血调经的功效。

煮粥、煲汤：将川芎与肉类或谷物类一起煲汤，具有很好的保健功效。

◥ 养生滋补方 ◤

祛风寒，止头痛 川芎煮鸡蛋

材料：川芎10克，鸡蛋2个，葱5根。
做法：将川芎、鸡蛋外壳洗净，葱切段。砂锅置火上，加入清水500毫升和川芎，大火煮开后，下鸡蛋滚约5分钟，取出去壳后再放回，改文火煮10分钟，放入葱段即可，可分2次饮汤吃蛋，连服1~2周。

缓解经期疼痛 当归川芎茶

材料：当归6克，川芎2克。
做法：将当归、川芎一起放入杯中，冲入沸水，盖盖子闷泡10分钟后饮用。

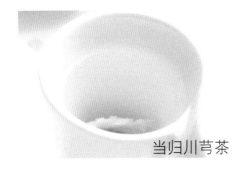

当归川芎茶

食用搭配宜忌

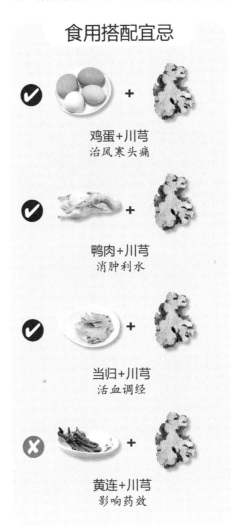

✔ 鸡蛋+川芎
治风寒头痛

✔ 鸭肉+川芎
消肿利水

✔ 当归+川芎
活血调经

✘ 黄连+川芎
影响药效

中药典故

唐代药王孙思邈曾做诗赞川芎："青城天下幽，川西第一洞；仙鹤过往处，良药降苍穹。"

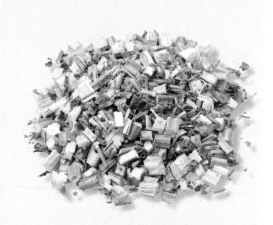

益母草

Yi Mu Cao

活血调经，利尿消肿

⊙益母草可活血化瘀、调经活血、消肿利尿，是历代医家用来调理妇科疾病的要药。益母草还含有多种微量元素，能抗氧化、抗疲劳，增强免疫细胞活力，同时，它还能预防心脏病。

别名： 益母艾、益母蒿、红花艾

性味： 性微寒，味辛，苦

归经： 归心包、肝、膀胱经

功效： 活血调经、利尿消肿、清热解毒；保护心脏

药典摘要： 益母草"活血，破血，调经，解毒"。——《本草纲目》

辨

【分辨产地】

全国大部分地区均产

【分辨形状】

表面为淡黄绿色；切面中央为白色疏松的髓；叶较少，多破碎

【分辨体质】

适宜体质： 血瘀体质

不宜体质： 寒性体质

【分辨人群】

适用人群： 适宜月经不调、胎漏难产、胞衣不下、产后血晕、瘀血腹痛、崩中漏下、尿血、泻血、痛肿疮疡等患者

不宜人群： 脾虚腹泻、大便稀溏、胃下垂、子宫下垂、慢性泄泻患者及孕妇

选

【选购标准】

鲜品以质嫩、叶多、色青绿者为佳；干品以茎表面灰绿或黄绿色，质韧，断面中部有髓者为佳。

【保存窍门】

益母草宜放置在通风干燥处，防虫蛀。

推荐养生用量：10~20克

【家庭常用补益方法】

泡茶：将益母草 15 克与山楂 25 克一起放入杯中用开水冲泡，代茶饮，可调节内分泌。

煎煮：将益母草 20 克、生姜 30 克、大枣 20 克、红糖 15 克一起放入砂锅中煎服，有调理产后腹痛的效果。

煮粥、煲汤：将益母草与肉类或谷物类一起煮，具有很好的保健功效。

外敷：将益母草研成末，与黄瓜、蜂蜜等食材一起敷于脸上，具有滋润肌肤的作用。

养生滋补方

缓解痛经 益母草煮鸡蛋

材料：益母草 20 克，鸡蛋 2 个。

做法：将益母草、鸡蛋加水同煮，蛋熟后去壳，再煮片刻，去药渣，吃蛋饮汤。经前服用，每天 1 次，连服 3~5 天。

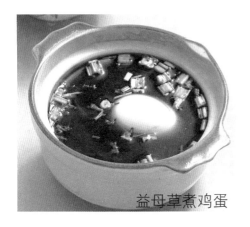

益母草煮鸡蛋

食用搭配宜忌

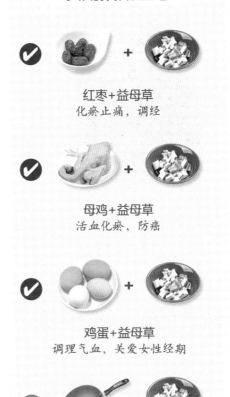

✔ 红枣＋益母草
化瘀止痛，调经

✔ 母鸡＋益母草
活血化瘀，防癌

✔ 鸡蛋＋益母草
调理气血，关爱女性经期

✘ 铁器＋益母草
破坏药物成分

中药典故

《新修草本》中记载，武则天长年使用调制后的益母草粉擦洗脸和手，使她活到 80 岁的时候，仍然保持花容月貌。

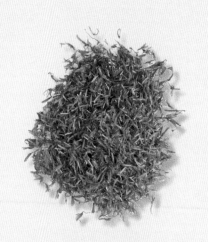

红花

Hong Hua

散瘀止痛，通经活血

⊙红花，又称草红花，双子叶植物菊科。《本草述钩元》记载："红蓝花，养血水煎，破血酒煮。"

别名： 金红花、草红、刺红花

性味： 性温，味辛

归经： 归心、肝经

功效： 活血调经、化瘀止痛；降血压、降血脂、软化血管、抗衰老、调节内分泌

药典摘要： "红花，破血，行血，和血，调血之药也。"——《本草汇言》

辨

【分辨产地】

主产于浙江、河南、湖北等地，浙江宁波、河南所产最佳

【分辨形状】

红花为橙红色，花药为黄色，中央有柱头露出

【分辨体质】

适宜体质： 血瘀体质

不宜体质： 特禀体质

【分辨人群】

适用人群： 适宜痛经、经闭、产后头晕、瘀滞腹痛、胸痹心痛、血积、跌打瘀肿、关节疼痛、中风瘫痪等患者

不宜人群： 有溃疡病及出血性疾病者，过敏者及孕妇慎用，月经过多者忌用

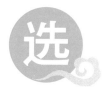

选

【选购标准】

红花以管状，花冠红黄色或红色，花冠筒部细长，干燥质柔者为佳。

【保存窍门】

密封，放置在干燥处保存。

推荐养生用量：3~10克

【家庭常用补益方法】

泡茶： 将红花和绿茶一起放入杯中，用沸水冲泡，代茶饮，冲泡3~5次。
主治：血瘀痰浊型高脂血症。症见身体肥胖，胸闷刺痛，脘痞腹胀。

泡酒： 将红花、肉桂各10克放于500毫升白酒中浸泡24小时，每次饮用1小杯，有温经活血的功效。

煮粥、煲汤： 将红花与肉类或谷物一起煮，有补血、养血的功效。

养生滋补方

活血祛瘀，安心神 红花莲心饮

材料：红花、莲心各10克，冰糖适量。
做法：将红花、莲心分别洗干净，沥干水分。将红花和莲心一起放入砂锅中，加清水适量，置于大火上煮30分钟，去渣取汁，加入冰糖，再上火稍滚即可，每日1剂，可连服。

活血，调经，养血 红花糯米粥

材料：糯米100克，当归10克，丹参12克，红花10克。
做法：将红花、当归、丹参，煎药，去渣取汁。加入糯米煮作粥。本品适合备孕的女性食用。

食用搭配宜忌

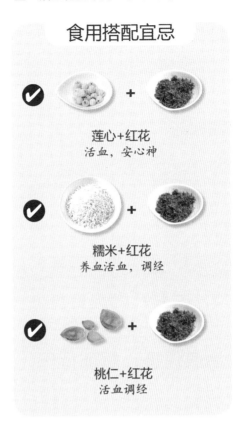

✓ 莲心+红花
活血，安心神

✓ 糯米+红花
养血活血，调经

✓ 桃仁+红花
活血调经

月经紊乱的良方 山楂红花酒

材料：山楂8克，红花10克，白酒300毫升。
做法：将山楂、红花洗净沥干，一起放入白酒中浸泡1周，注意每隔1天摇晃1次。经前每次服用20~30克，每日2次。

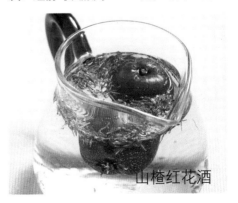

山楂红花酒

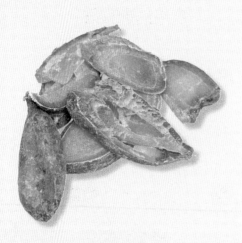

郁金

Yu Jin

活血化瘀，解郁行气

⊙郁金为姜科植物温郁金、姜黄、广西莪术、蓬莪术的块根。《本草纲目》记载："郁金治血气心腹痛，产后败血冲心欲死，失心癫狂。"

别名： 川郁金、广郁金

性味： 性寒，味辛、苦

归经： 归肝、心、肺经

功效： 活血止痛、行气化瘀、凉血清心、疏肝利胆

药典摘要： "郁金，清气化痰，散瘀血之药也。" ——《本草汇言》

【分辨产地】

产于中国东南部至西南部各省区

【分辨形状】

郁金切面为橙黄色或灰褐色，中间有内皮层环，颜色较周边浅

【分辨体质】

适宜体质： 血瘀体质

不宜体质： 阴虚体质

【分辨人群】

适用人群： 气血瘀滞导致的经闭痛经、胸腹胀痛、刺痛；可用于肝胆湿热导致的黄疸、胆石症

不宜人群： 阴虚失血及无气滞血瘀者，气虚胀滞者，孕妇

【选购标准】

郁金以体形长圆、质坚实、断面橙黄色者为佳。

【保存窍门】

新鲜的郁金放进冰箱冷藏可放置2~3周。干燥的郁金片或粉，放置在阴凉避光处保存，可存放多年不坏，需要留意防虫蛀。

推荐养生用量：3~10克

【家庭常用补益方法】

水煎： 郁金、当归各 10 克，山楂、橘饼各 20 克。将 4 味药材一同加水煎煮取汁，分 2~3 次饮服，此汤可调理酒精肝。

煮汤： 猪瘦肉 100 克洗净，切块。郁金 10 克、三七花 12 克放入锅内，加适量水，煎煮取汁。将猪瘦肉、党参放入药汁内，用小火煮至肉熟烂，加盐调味即可。该汤可以疏肝利胆。

炖煮： 车前草 15 克、郁金 8 克，用纱布包好装入鸭腹，加入适量水和调料，大火煮沸，再改用小火炖煮 1 小时即可。有疏肝解郁的功效。

◤ 养生滋补方 ◢

解郁行气 郁金虎杖膏

材料：郁金 150 克，虎杖 300 克，蜂蜜 600 克。

做法：郁金和虎杖水煎，取汁，加入蜂蜜，用小火煎煮 5 分钟成膏状，每次 1 汤匙，每日 2 次，饭后开水冲服。

疏肝郁，固乳汁 莲子郁金粥

材料：郁金、柴胡各 6 克，莲子（去心）12 克，粳米 100 克，白糖适量。

做法：莲子捣成粗末，粳米淘洗干净；将柴胡、郁金放进锅中，加适量清水煎煮，去渣，加入莲子、粳米煮粥，待粥熟时，加入白糖调味。

食用搭配宜忌

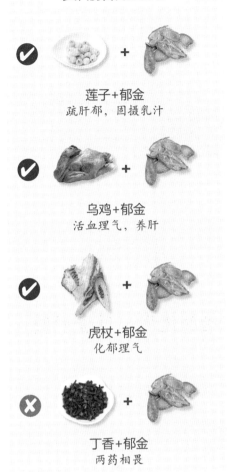

✔ 莲子+郁金
疏肝郁，固摄乳汁

✔ 乌鸡+郁金
活血理气，养肝

✔ 虎杖+郁金
化郁理气

✘ 丁香+郁金
两药相畏

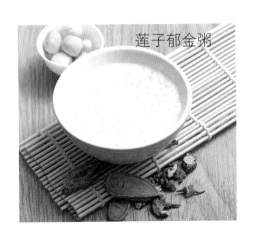

莲子郁金粥

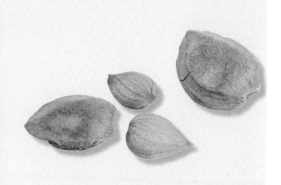

桃仁

Tao Ren

活血化瘀，通便润肠

⊙桃仁，为蔷薇叶植物桃的种子。《本草纲目》记载："桃仁行血，宜连皮尖生用；润燥活血，宜汤浸去皮尖炒黄用，或麦麸同炒，或烧存性，各随本方。"

别名：毛桃仁、扁桃仁、大桃仁

性味：性平，味甘、苦

归经：归心、肝、大肠经

功效：活血化瘀，润肠通便，止咳平喘，抗菌、抗过敏

药典摘要：主瘀血，血闭症瘕，邪气，杀小虫。——《本经》

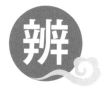

【分辨产地】

全国各地均有栽培

【分辨形状】

桃仁呈类卵圆形，显黄白色，光滑，边缘较薄

【分辨体质】

适宜体质：瘀血体质

不宜体质：血虚体质

【分辨人群】

适用人群：用于气滞血瘀引起的痛经、经闭，肠燥便秘，以及跌打损伤群体

不宜人群：月经过多者，孕妇，便溏者

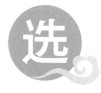

【选购标准】

桃仁以饱满、种仁白、完整者为佳。

【保存窍门】

桃仁宜放置在阴凉干燥处保存，防虫蛀。

推荐养生用量：5~10克

【家庭常用补益方法】

外用： 取桃仁 1 个，用针挑刺放在蜡烛上烧至出烟，将桃仁上的火吹灭，放在疼痛的牙齿上，用牙咬紧，可调理风火牙痛。

煎服： 桃仁 10 克去皮、尖，藕 20 克洗净、切块，一起煎水，服用，可调治产后血闭。

煮粥： 桃仁、山楂各 8 克，荷叶半张，煎水，取汁。然后加粳米 50 克煮粥，每天 1 次，连用一个月。此粥具有活血化瘀、清热解毒之功，适用于粉刺症状较重患者。

▌养生滋补方▐

补气益血，调理月经 山药桃仁炖母鸡

材料：桃仁 10 克，山药半根，母鸡 1 只，料酒、精盐各适量。

做法：母鸡处理干净，切块，过一下开水；山药处理干净，切块。山药、母鸡和桃仁放入砂锅内，加开水适量，大火煮沸，放入调料，煮到鸡肉熟烂，挑去桃仁，即可食用。

食用搭配宜忌

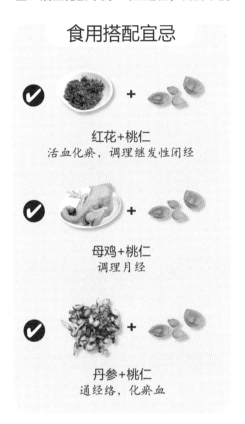

✔ 红花+桃仁
活血化瘀，调理继发性闭经

✔ 母鸡+桃仁
调理月经

✔ 丹参+桃仁
通经络，化瘀血

化瘀活血，调继发性闭经 桃仁红花饮

材料：桃仁 20 克，红花 10 克。

做法：两物水煎 3 次混合，早中晚分服。

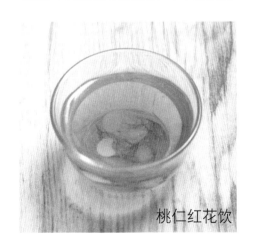

桃仁红花饮

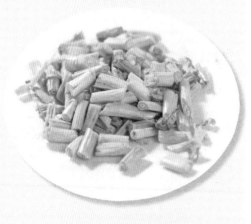

白茅根

Bai Mao Gen

凉血止血，清热利尿

⊙白茅根为多年生草木白茅的根茎。《本草图经》说："茅根，今处处有之。春生芽，布地如针，俗间谓之茅针，亦可啖，甚益小儿。夏生白花，茸茸然，至秋而枯，其根至洁白，亦甚甘美，六月采根用。"

别名： 茅根、兰根、茹草根、甜草根
性味： 性寒，味甘
归经： 归肺、胃、膀胱经
功效： 凉血止血，清热利尿
药典摘要： "主劳伤虚羸，补中益气，除瘀血、血闭寒热，利小便。"——《本经》

辨

【分辨产地】

产于河南、辽宁、河北、山西、山东、陕西、新疆、四川等地

【分辨形状】

呈圆柱形，表面黄白色，有纵纹；切面中空

【分辨体质】

适宜体质： 血瘀体质
不宜体质： 虚寒体质

【分辨人群】

适用人群： 用于热病烦渴、肺热咳嗽；用于水肿、黄疸等群体
不宜人群： 小便多而不渴者

选

【选购标准】

白茅根以条粗、色白、味甜者为佳。

【保存窍门】

白茅根宜储存在干燥容器内，放置在阴凉干燥处保存。

推荐养生用量：9~30克

【家庭常用补益方法】

煮粥： 鲜白茅根 150 克，大米 40 克，冰糖适量。将鲜白茅根洗净切碎入锅，加入适量水煎煮取汁去渣，再放入大米、冰糖煮至粥熟即可。可通利小便。

炖汤： 白茅根 30 克，玉米须 50 克，红枣 10 颗，猪小肚 500 克。猪小肚去净肥脂，切开，用盐、生粉拌擦，用水冲洗，放入开水锅煮 15 分钟，取出在冷水里冲洗；白茅根、玉米须、红枣（去核）洗净；将全部材料放入开水锅中，武火煮沸后，文火煲 3 小时，调味食用。功效：清热去湿、利水消肿。

◥ 养生滋补方 ◢

改善胸胁隐痛、胆道结石 白茅根炖猪肉

材料：鲜白茅根 30 克，猪肉 400 克，葱、姜、盐适量。

做法：将鲜白茅根、猪肉洗净，肉切片，白茅根切作小段，一起放入锅中。加葱、姜、水适量，先用大火烧沸，再用小火炖至肉烂熟。加入盐调味，喝汤吃肉。

清热利尿，降压 白茅根利尿茶

材料：白茅根干品、车前子干品各 15 克，冰糖适量。

做法：将白茅根、车前子、冰糖一起放入保温杯中，冲入沸水，盖盖闷泡 15 分钟，即可饮用。

食用搭配宜忌

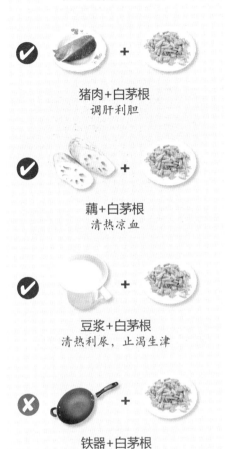

✔ 猪肉+白茅根
调肝利胆

✔ 藕+白茅根
清热凉血

✔ 豆浆+白茅根
清热利尿，止渴生津

✘ 铁器+白茅根
营养容易流失

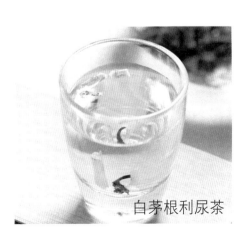

白茅根利尿茶

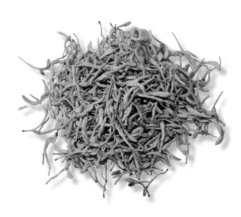

金银花

Jin Yin Hua

清热解毒，疏散风热

⊙金银花是我国古老的中药材，享有"药铺小神仙"之誉。含木樨草素、肌醇等多种成分，具有抗菌作用。

别名：忍冬、双花、银花

性味：性寒，味甘

归经：归肺、心、胃经

功效：清热解毒、疏风散热、凉血止痢等

药典摘要：金银花主治"一切风湿气，及诸肿毒，疥癣，杨梅恶疮，散热解毒"。——《本草纲目》

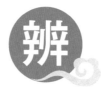

辨

【分辨产地】

主产于河南、山东、河北、湖南等地

【分辨形状】

呈黄白色或绿白色，为棒状，略显弯曲，气味清香

【分辨体质】

适宜体质：湿热体质

不宜体质：虚寒体质

【分辨人群】

适用人群：身热、发疹、发斑、热毒疮痈、咽喉肿痛等患者

不宜人群：脾胃虚寒、气虚疮疡脓清及慢性溃疡者

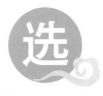

选

【选购标准】

如何辨别掺假劣品金银花

掺假劣品一般是将真品喷洒糖水后拌入玉米面等杂质以增加重量，所以外形相似，但可见花蕾粘连甚至发霉变色，轻翻动就可见细小颗粒状物脱落沉淀。

【保存窍门】

金银花宜密闭保存，放置在阴凉处，不要超过 20℃。

推荐养生用量：10~20克

【家庭常用补益方法】

泡茶： 取金银花 10 克，用开水冲泡，代茶饮，可冲泡 3~5 次，可降低血脂。

煎服： 取金银花、野菊花各 20 克，甘草 10 克，加水 250 毫升，煎汁饮用。清热解毒、养肝护肝、清肝明目。

煮粥、煲汤： 将金银花与肉类或谷物一起煮，有清热去火的作用。

养生滋补方

清热解毒，止咳 金银花鸡蛋汤

材料：金银花 15 克，鲜鸡蛋 1 个，盐、香油各适量。

做法：鸡蛋磕入碗中备用。砂锅置火上，放入金银花，加水 200 毫升，煮沸 5 分钟，加入鸡蛋再次煮沸，最后加入盐和香油调味即可，趁热 1 次服完。

抗菌消炎，清热毒 金银花蒸鱼

材料：草鱼 1 条（约750克），金银花 20 克，糯米粉 100 克，料酒、胡椒粉、盐、酱油各适量。

做法：将金银花洗干净，用清水泡一下，沥干；糯米粉加清水发湿。草鱼处理好，洗净沥干，剔下鱼肉切成块，加入调料拌匀腌渍 10 分钟。鱼肉块用刀划鱼肉厚度的 1/2 的花刀，插上些金银花，抹上少许糯米粉，放入蒸碗中。将剩下的金银花用湿米粉及调鱼块的汁拌匀，撒在鱼块上，入笼蒸熟即可。

食用搭配宜忌

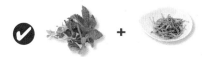

薄荷+金银花
清内热，治感冒

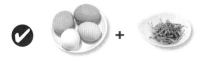

鸡蛋+金银花
清热宣肺，止咳

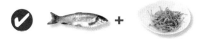

草鱼+金银花
清热解毒

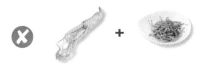

人参+金银花
影响药效

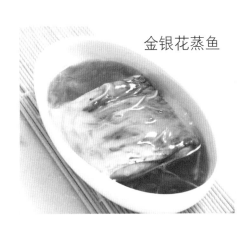

金银花蒸鱼

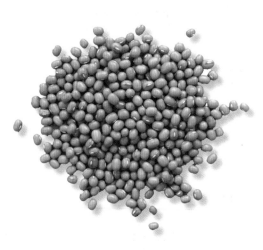

绿豆

Lǜ Dou

清热解毒，消暑

⊙绿豆是夏令饮食中的上品，它的药用价值更高。盛夏酷暑，人们喝些绿豆粥，甘凉可口，防暑消热。绿豆中蛋白质的含量几乎是粳米的3倍，富含多种维生素，钙、磷、铁等矿物质都比粳米多，有良好的食用价值。

别名：青小豆

性味：性寒，味甘

归经：归心、胃经

功效：清热、消暑、利水、解毒、降低胆固醇

药典摘要：绿豆"解诸毒……益气、厚肠胃、通经脉，无久服枯人之忌"。——《本草纲目》

【分辨产地】

全国各地均有出产

【分辨形状】

颗粒饱满，颜色晶莹透亮

【分辨体质】

适宜体质：湿热体质

不宜体质：寒凉体质

【分辨人群】

适用人群：一般人均可食用，尤其适宜热性体质及易患疮毒者

不宜人群：脾胃虚寒、肠滑泄泻者

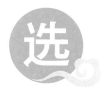

【选购标准】

新鲜绿豆颗粒饱满，颜色鲜艳。颜色灰暗或绿豆干瘪则可能存放过久。

【保存窍门】

绿豆宜放置在阴凉、干燥、通风的地方保存，也可以放入冰箱冷存。

推荐养生用量：**15~50克**

【家庭常用补益方法】

煎服： 取绿豆、甘草各适量，煎汁饮用，有醒酒的功效。

煮粥： 用绿豆煮粥，简单方便，且具有很好的清热功效。

养生滋补方

生津益气，防暑 **绿豆南瓜汤**

材料：绿豆 50 克，南瓜 150 克，冰糖 10 克。

做法：绿豆淘洗干净，用清水浸泡 3~4 小时；南瓜去皮，除瓤和子，切块。锅置火上，放入绿豆及适量清水，大火烧沸后转小火煮至绿豆八成熟，下入南瓜块煮至熟软，加冰糖煮至化开即可。

清热消暑，降火 **苦瓜绿豆汤**

材料：苦瓜 100 克，绿豆 50 克，陈皮少许。

做法：绿豆洗净，浸泡 30 分钟；苦瓜洗净，切块；陈皮洗净备用。锅置火上，加入适量清水，放入陈皮，煮沸后放入苦瓜、绿豆，炖约 30 分钟至绿豆熟即可。

利尿消肿 **绿豆冬瓜汤**

材料：冬瓜 250 克，绿豆 50 克，葱段 10 克，姜片 5 克，盐 4 克。

做法：冬瓜去皮、去瓤，洗净切块；绿豆洗净，浸泡 4 小时。锅置火上，加入水烧沸，加入葱段、姜片、绿豆煮开，转小火煮约 20 分钟。放入冬瓜块，烧至熟而不烂时，撒入盐，起锅即可。

食用搭配宜忌

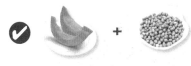

南瓜+绿豆

消暑解毒

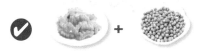

苦瓜+绿豆

清热降火

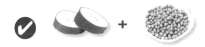

冬瓜+绿豆

消肿利尿

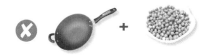

铁锅+绿豆

影响人体消化吸收

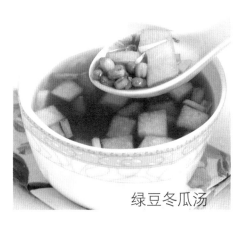

绿豆冬瓜汤

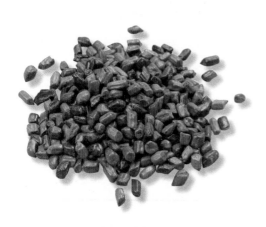

决明子
Jue Ming Zi

清热明目，通便润肠

⊙决明子为豆科一年生草本植物的干燥成熟种子，因其有明目的功效而得名。

别名：决明、草决明、马蹄决明、还瞳子

性味：性微寒，味苦、甘、咸

归经：归肝、大肠经

功效：清肝明目，润肠通便，镇静催眠，降压、抗菌

药典摘要：决明子"以明目之功为名"。——《本草纲目》

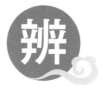

【分辨产地】

主产于长江以南地区

【分辨形状】

呈暗棕色或绿棕色，多为菱形或圆柱形，表面平滑而有光泽

【分辨体质】

适宜体质：湿热体质

不宜体质：虚寒体质

【分辨人群】

适用人群：目赤涩痛、头痛眩晕、肝炎、肝硬化腹水、高血压、夜盲、大便秘结患者

不宜人群：气虚便溏、腹泻、血压低者及孕妇

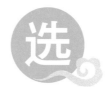

【选购标准】

决明子以外表颜色呈棕褐色、有光泽、形状呈菱形、两端平行者为佳。

【保存窍门】

决明子宜放置在阴凉、干燥处保存。

推荐养生用量：5~15克

【家庭常用补益方法】

泡茶： 决明子可以和其他花草茶搭配，代茶饮，具有良好的排毒、排油腻功效。

煮粥： 煮粥时放 10 克左右的决明子，有明目、降压、降脂的功效。

药枕： 用决明子作枕头的填充物，长期使用可防失眠、落枕。

养生滋补方

降压降脂 决明菊花粥

材料：决明子 20 克，白菊花 10 克，粳米 100 克。

做法：将决明子炒至微香，与白菊花同入砂锅。加水煎，取汁，加入粳米煮成稀粥。

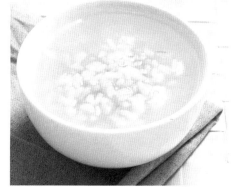

决明菊花粥

食用搭配宜忌

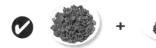

枸杞子+决明子
养肝明目

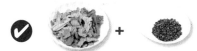

荷叶+决明子
减肥降脂

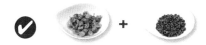

菊花+决明子
解暑清热

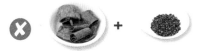

杜仲+决明子
降低杜仲的补肾功效

中药典故

"案上漫铺龙树论，盒中虚捻决明丸。"这是唐代大诗人白居易的诗句，诗中所指调治眼疾的决明丸的主要原料就是决明子。

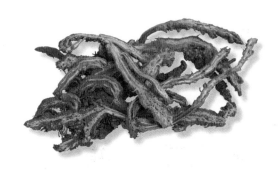

黄连

Huang Lian

清热燥湿，泻火解毒

⊙黄连为毛茛科植物黄连、三角叶黄连或云连的干燥根茎，有清热燥湿、泻火解毒的功效。其味入口极苦，有俗语云"哑巴吃黄连，有苦说不出"，即道出了其中滋味。

别名： 味连、川连、鸡爪连

性味： 性寒，味苦

归经： 归心、脾、胃、肝、胆、大肠经

功效： 清热燥湿、解毒泻火、保护胃黏膜、抗癌

药典摘要： 黄连"味苦，寒。主治热气、目痛、眦伤、泣出、明目、肠癖、腹痛、下痢、妇人阴中肿痛，久服令人不忘"。——《神农本草经》

【分辨产地】

主产于四川、云南、湖北等地

【分辨形状】

呈不规则薄片，表面为棕色，切面有放射状纹理，呈金黄色或红棕色

【分辨体质】

适宜体质： 湿热体质

不宜体质： 寒凉体质

【分辨人群】

适用人群： 湿热内蕴、肠胃湿热、呕吐、泻痢、口渴烦躁、血热妄行及热毒疮疡等患者

不宜人群： 胃寒、脾虚泄泻、呕吐者

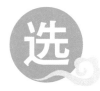

【选购标准】

黄连以干燥、条细、节多、须根少、色黄者为佳品。

【保存窍门】

黄连宜放置在阴凉、干燥处保存。

推荐养生用量：2~5克

【家庭常用补益方法】

煎服：取黄连5克、苏叶15克，用水煎服，可使胃气下行。

煮粥：煮粥时放5克黄连，有清热解毒的功效。

蒸服：黄连2克洗净，杏仁20克浸泡去皮。白萝卜300克，切块后与杏仁、黄连一起放入碗中，移入蒸锅，隔水炖，待白萝卜炖熟后加入盐即可。该方有润肺止咳的作用。

▶ 养生滋补方 ◀

清热，益气养阴 黄连山药饮

材料：黄连10克，山药200克，盐3克，生姜8克。

做法：黄连洗净、烘干、切成薄片，放入纱布袋中，扎口备用；山药洗净，除去须根，连皮切成厚片。砂锅置火上，放入黄连药袋和山药片，加足量水，用大火煮沸后，改小火煨煮30分钟，取出药袋即可。

解毒，凉血止痢 黄连白头翁粥

材料：白头翁50克，黄连5克，粳米30克。

做法：将粳米淘洗干净，白头翁、黄连用清水洗净。将黄连、白头翁放入砂锅内，加入适量清水煮沸，去渣取汁。将锅中加入适量清水，放入粳米，大火煮开，小火熬至米开花，然后加入药汁煮开即可。

食用搭配宜忌

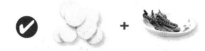

山药+黄连
补中益气，清热

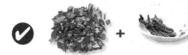

白头翁+黄连
凉血解痢

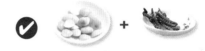

杏仁+黄连
止咳平喘

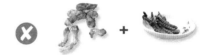

款冬花+黄连
药性相反

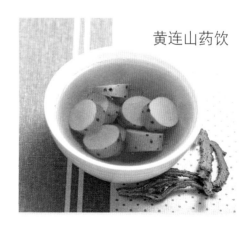

黄连山药饮

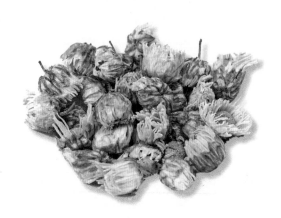

菊花

Ju Hua

清肝明目，疏散风热

⊙菊花不仅有观赏价值，而且药食兼优，有良好的治病保健功效。《本草衍义补遗》记载："菊花，能补阴，须味甘者，若山野苦者勿用，大伤胃气。"

别名：黄华、金英、寿客

性味：性微寒，味甘、苦

归经：归肺、肝经

功效：疏散风热、平肝解毒、清肝明目、平肝阳、解毒等

药典摘要：菊花"久服利血气、轻身、耐老、延年"。——《神农本草经》

【分辨产地】

全国各地均有出产，安徽黄山、滁州、亳州，浙江桐乡所产最有名

【分辨形状】

呈扁球形，深黄色或类白色，体轻

【分辨体质】

适宜体质：湿热体质

不宜体质：痰湿、血瘀、虚寒体质

【分辨人群】

适用人群：头昏脑涨、目赤肿痛、咽痛、肝火旺及高血压等患者

不宜人群：气虚胃寒、食少泄泻、阳虚或头痛而恶寒者

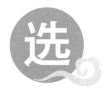

【选购标准】

菊花以花朵完整不散瓣、香气浓郁、无杂质者为佳。

【保存窍门】

菊花受潮后易生虫，应密闭保存于干燥阴凉处，有条件可用真空密闭包装。

推荐养生用量：5~10克

【家庭常用补益方法】

泡茶： 将菊花用开水冲泡后饮用，气味芳香，可消暑生津、祛风润喉。

制酒： 将菊花加糯米、酒曲酿制成酒，古称"长寿酒"，其味清凉甜美，有养肝明目、健脑、延缓衰老等功效。

煮粥： 将菊花与粳米同煮制粥，能清心、除烦、悦目、去燥。

药枕： 将菊花瓣阴干，放枕中，对高血压、头晕、目赤、失眠有较好的疗效。

养生滋补方

清肝明目 银耳菊花粥

材料：糯米 100 克，银耳、菊花各 10 克，蜂蜜适量。

做法：银耳泡发后洗净，撕成小朵；菊花用水泡净；糯米洗净，浸泡 4 小时。取砂锅，加适量清水，用中火烧沸，下糯米，用小火煲至糯米八成熟。放入银耳和菊花，用小火煲 15 分钟，稍凉后调入蜂蜜。

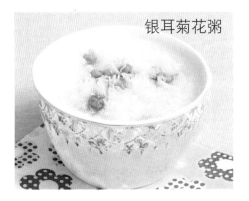

银耳菊花粥

食用搭配宜忌

 +

山楂+菊花

降脂，消食

 +

红枣+菊花

清肝明目

 +

银耳+菊花

清新解毒

 +

苦瓜+菊花

易致寒凉腹泻

中药典故

菊花，是隐士的象征。晋代文豪陶渊明独爱菊花，作诗赞曰"采菊东篱下，悠然见南山"；中国传统节日重阳节有登高赏菊、喝菊花酒的习俗，喝菊花酒有明目、清肝火的功效。

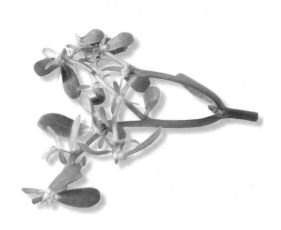

马齿苋

Ma Chi Xian

清热解毒，凉血止血

⊙马齿苋是一种常见野菜，多生于田野路边及庭院废墟等向阳处。马齿苋入药用，有清热利湿、消肿解毒、消炎、止渴、利尿等作用。

别名：马苋、五行草、马生菜、麻子菜、麻生菜

性味：性寒，味酸

归经：归肝、大肠经

功效：清热利湿、消肿解毒、消炎、止渴、利尿、防治心脏病

药典摘要：马齿苋"散血消肿，利肠滑胎，解毒通淋，治产后虚汗"。——《本草纲目》

【分辨产地】

分布于我国东北、华北、中南、西南、西北地区

【分辨形状】

呈不规则的段，茎圆柱形，有明显纵沟纹

【分辨体质】

适宜体质：血热体质

不宜体质：寒凉体质

【分辨人群】

适用人群：痢疾、肠炎、肾炎、产后子宫出血、便血、乳腺炎等患者

不宜人群：脾胃虚弱、大便泄泻者、孕妇

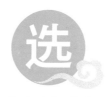

【选购标准】

马齿苋一定要选购新鲜脆嫩的，太蔫的马齿苋汁液丧失较多，口感不佳。

【保存窍门】

鲜马齿苋不易储存，最好现买现吃。

推荐养生用量：6~9克（干）

【家庭常用补益方法】

凉拌： 将新鲜马齿苋用沸水焯一下，放凉，然后加入蒜泥凉拌，是一道不错的开胃小菜。

煮粥： 将马齿苋与米一起煮粥食用，可以调理腹泻。

外用： 新鲜马齿苋取汁水涂抹，用于治疗湿疹皮炎，具有祛湿止痒、清热消肿的作用。

养生滋补方

清热解毒，降脂 蒜泥马齿苋

材料：鲜马齿苋 200 克，蒜、醋各 10 克，盐、鸡精各 2 克，香油 1 克。

做法：将鲜马齿苋洗净，放入沸水中焯一下，捞出沥干水分，切成段；大蒜去皮捣成泥状。将马齿苋放入盘中，然后放上蒜泥、醋、盐、鸡精、香油搅拌均匀即可。

止血降压 槐花马齿苋粥

材料：鲜马齿苋 100 克，槐花 30 克，粳米 100 克，红糖 10 克。

做法：鲜马齿苋洗净、焯软、捞出沥干切碎；槐花洗净晾干，研成末；粳米淘洗干净。粳米常法煮成粥，待粥将熟时，兑入槐花细末，加入马齿苋碎末及红糖，小火煮沸即可。

食用搭配宜忌

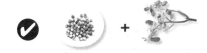

芡实+马齿苋
清热解毒

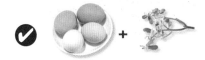

鸡蛋+马齿苋
补气益虚，清热

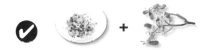

槐花+马齿苋
止血降压

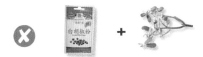

胡椒+马齿苋
影响药效

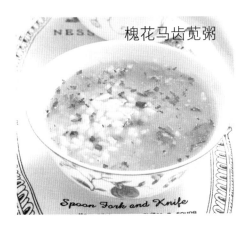

槐花马齿苋粥

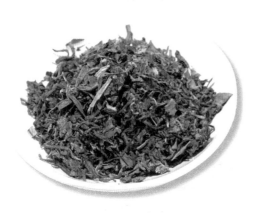

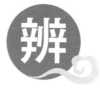

蒲公英
Pu Gong Ying

清热解毒，利尿散结

⊙蒲公英属菊科多年生草本植物，是药食兼用的植物。蒲公英又称尿床草，对于利尿有很好的效果。叶子还有改善湿疹、舒缓皮肤炎、调节关节不适等功效。根则具有消炎作用，可以调治胆结石、风湿。

别名：公英、鲜公英、黄花地丁、尿床草

性味：性寒，味甘、苦

归经：归肝、胃经

功效：清热利尿、解毒消肿、清肝热等

药典摘要：蒲公英"清热解毒、消肿解散，催乳"。——《本草纲目》

【分辨产地】

全国各地均有出产

【分辨形状】

蒲公英为菊科多年生草本植物。头状花序，种子上有白色冠毛结成的绒球

【分辨体质】

适宜体质：湿热体质

不宜体质：虚寒体质

【分辨人群】

适用人群：急性乳腺炎、淋巴结炎、疔毒疮肿、急性结膜炎、感冒发热、急性扁桃体炎、急性支气管炎、胃炎、肝炎、胆囊炎、尿路感染患者

不宜人群：阳虚外寒、脾胃虚弱者

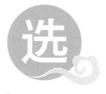

【选购标准】

干蒲公英易碎，选购应以干燥但不易折断有韧性者为佳。

【保存窍门】

鲜品不易保存，即采即食；干品可密封保存，防潮。

推荐养生用量：9~15克

【家庭常用补益方法】

腌泡：蒲公英花蕾可以腌泡，常吃有提神醒脑的功效。

制酒：蒲公英的花可以做酒饮用。

生吃：蒲公英的叶子可生吃，其苦味与味道强烈的油和醋相混合时会产生一种不错的味道。

炒食：蒲公英炒肉丝，具有补中益气、解毒的功效。

泡茶：蒲公英15克，洗净，切碎，煎汤饮用。适用于流感、急性咽喉炎、扁桃体炎。

养生滋补方

调治急性乳腺炎 蒲公英虾仁汤

材料：虾仁20克，蒲公英10克，白芍药15克。

做法：将蒲公英、虾仁、白芍药加水煎汤。

清热，止痛 蒲公英绿豆粥

材料：绿豆60克，大米、蒲公英各15克，蜂蜜适量。

做法：干蒲公英用水泡软，洗净，切碎；绿豆洗净，用水浸泡2小时；大米淘洗干净，用水浸泡30分钟。锅置火上，倒入适量清水烧开，放入蒲公英碎，大火烧沸，改用小火煮10~15分钟，去渣留汁，加入绿豆和大米煮至熟烂，最后调入白糖即可。

食用搭配宜忌

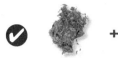 +

茵陈蒿+蒲公英

清热，利胆

 +

虾仁+蒲公英

消炎，补血

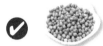 +

绿豆+蒲公英

清热止痛

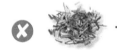 +

忍冬藤+蒲公英

容易引起困倦

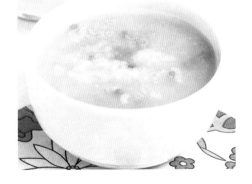

蒲公英绿豆粥

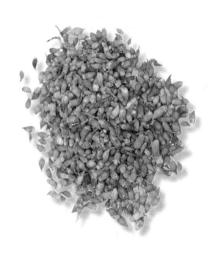

槐米

Huai Mi

凉血止血，清肝泻火

⊙槐米为槐树的花蕾，被历代医家视为"凉血要药"。可以清热降火，有利肝的作用。

别名： 槐花、白槐、槐花米

性味： 性微寒，味苦

归经： 归肝、大肠经

功效： 凉血止血，清肝泻火，降火败毒，调治高血压、便秘、防中风

药典摘要： 槐米"凉大肠，杀疳虫。治痈疽疮毒，阴疮湿痒，痔漏，解杨梅恶疮"。——《本草正》

【分辨产地】

　　主产于黄土高原和华北平原地区

【分辨形状】

　　花蕾幼小如米、色黄绿

【分辨体质】

　　适宜体质： 湿热体质

　　不宜体质： 虚寒体质、过敏性体质

【分辨人群】

　　适用人群： 便血、痔血、血痢、崩漏、吐血、衄血、肝热目赤、头痛眩晕患者

　　不宜人群： 脾胃虚寒、阴虚发热而无实火者及中老年人、糖尿病患者

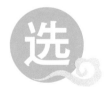

【选购标准】

　　选购槐米，以花蕾幼小如米、色黄绿、干燥、无杂质者为佳。

【保存窍门】

　　密闭，宜放置在阴凉处保存，注意防潮。

推荐养生用量：10~15克

【家庭常用补益方法】

水煎： 槐米、菊花各5克，蜂蜜30克。前两味药材入锅加适量水，煎煮30分钟，去渣取汁，放凉后可调入蜂蜜，有清肝泻火、软化血管的功效。

泡茶： 槐米12克，胖大海2~3个，用沸水冲泡，当茶饮用，可清肝降火。

蒸食： 鲜槐米15克，面粉80克，香油、蒜泥、盐各适量。鲜槐米洗净，将水分控干，放进盆内，撒上干面粉稍拌，蒸10分钟。将盐、蒜泥、香油放到碗里拌匀，淋在蒸好的槐米上，拌匀即可。

食用搭配宜忌

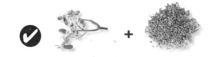

马齿苋+槐米
清热解毒

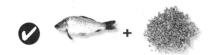

鲤鱼+槐米
利湿清热

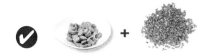

黄芪+槐米
凉血止血

◤ 养生滋补方 ◢

清热利湿 槐米蒸鲤鱼

材料：鲤鱼500克，槐米15克，葱白7小段，姜片20克，蒜片20克，盐、料酒适量。

做法：鲤鱼洗净去鳞、鳃、内脏，在鱼体躯干部斜切3~5刀，放入砂锅，加葱白、姜片、蒜片、盐、料酒和适量水，小火蒸20分钟至熟。放入洗净的槐米，加味精、香油适量调味。

凉血止血 槐米炖排骨

材料：槐米12克，黄芪10克，排骨200克，盐、鸡精各适量。

做法：槐米、黄芪用布包好，与排骨同炖，炖至排骨熟烂，去渣，加盐、鸡精调味即可。

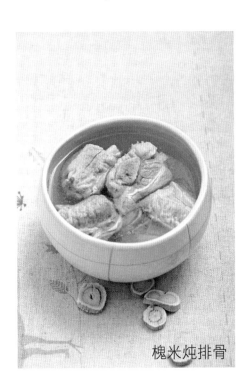

槐米炖排骨

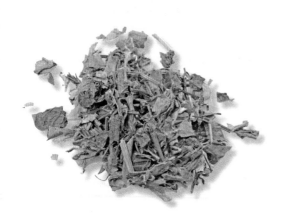

鱼腥草
Yu Xing Cao

化瘀散肿，清热解毒

⊙鱼腥草是南方常见的一种中草药。有清热解毒、排脓消痈、利尿通淋的功效。对乳腺炎、蜂窝组织炎、中耳炎、肠炎等有较好效果。

别名： 菹菜、侧耳根、九节莲

性味： 性微寒，味辛

归经： 归肺经

功效： 清热解毒，消痈排脓，通淋利尿

药典摘要："鱼腥草散热毒痈肿，痔疮脱肛。"——《本草纲目》

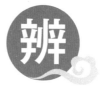

辨

【分辨产地】

产于我国长江流域以南各省，生长于山涧旁、野地、路旁、树荫下较阴湿之处

【分辨形状】

鱼腥草为不规则的段；茎表面淡红棕色至黄棕色；叶片多破碎，黄棕色至暗棕色；穗状花序黄棕色；搓碎具有鱼腥气，味涩

【分辨体质】

适宜体质： 湿热体质

不宜体质： 虚寒体质

【分辨人群】

适用人群： 肺热咳嗽咯黄痰者，泌尿系统感染见小便灼热疼痛者

不宜人群： 虚寒证及阴性外疡者不能服用

选

【选购标准】

新鲜鱼腥草，以叶片茂盛、颜色翠绿、血腥气浓者为佳；干品鱼腥草则以无杂质、干燥无潮湿者为佳。

【保存窍门】

新鲜鱼腥草宜及时食用；干品放置在阴凉处保存，防霉防潮。

推荐养生用量：5~10克（干）

【家庭常用补益方法】

　　泡茶： 取鲜鱼腥草 15 克，用沸水冲泡，闷 5~10 分钟，代茶饮用，可调理慢性咽炎。

　　炖汤： 鲜鱼腥草 100 克，猪肚 1 个。将鲜鱼腥草放在猪肚中，扎好，以文火炖汤，服食。可调理肺痨咳嗽盗汗。

　　外用： 取鲜鱼腥草适量，捣碎取汁，涂在患处，可清热消肿、止痒。

养生滋补方

清热解毒，利尿通淋 草荷茶

材料：鱼腥草干品 6 克，薄荷干品 3 克，甘草 2 克。

做法：将鱼腥草干品、薄荷干品、甘草一起放入杯子，倒入沸水。盖盖子闷泡约 5 分钟后饮用。

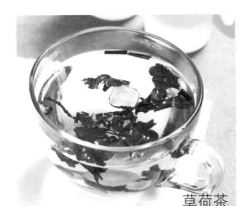

草荷茶

食用搭配宜忌

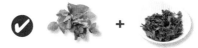

薄荷+鱼腥草
通淋利尿

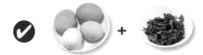

鸡蛋+鱼腥草
清热润肺，解毒

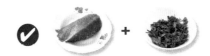

猪肉+鱼腥草
养肺

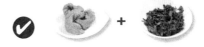

猪大肠+鱼腥草
调治腹痛

中药典故

宋代药物学家苏颂说："生湿地，山谷阴处亦能蔓生，叶如荞麦而肥，茎紫赤色，江左人好生食，关中谓之葅菜，叶有腥气，故俗称鱼腥草。"

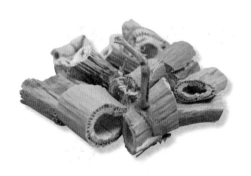

芦根

Lu Gen

清热泻火，生津止渴

⊙芦根是芦苇的根茎，《神农本草经》记载芦根"主消渴客热"。中医用芦根调理热病烦渴、胃热呕吐、肺热咳嗽、肺痈吐脓、热淋涩痛。

别名： 苇根、芦头、芦柴根、顺江龙

性味： 性寒，味甘

归经： 归肺经、胃经

功效： 清热泻火、生津止渴、除烦、止呕、利尿

药典摘要： "芦根甘能益胃，寒能降火。"——《本草纲目》

【分辨产地】

　　主产于安徽、江苏、浙江、湖北等地

【分辨形状】

　　鲜芦根呈圆柱形的段，表面有光泽，节呈环状，切面黄白色

【分辨体质】

　　适宜体质： 湿热体质

　　不宜体质： 虚寒体质

【分辨人群】

　　适用人群： 热病烦渴、胃热呕吐、肺热咳嗽、热淋涩痛患者

　　不宜人群： 脾胃虚寒者

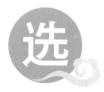

【选购标准】

　　选购芦根以条粗均匀、色黄白、有光泽、无须者为佳。

【保存窍门】

　　芦根采挖后除去芽、须根及膜状叶，鲜用或晒干。干品可密闭保存，防潮；鲜品可埋在湿沙中，随时取用。

推荐养生用量：9~30克（干）

【家庭常用补益方法】

泡茶： 将菊花5克，芦根20克（干）用水煎或开水沏后饮用，尤其适合风热型感冒。泡茶饮用清热解表功能最为突出，还可调治牙龈出血。

煮粥： 将芦根30克，粳米50克，一起放入锅内煮粥，有清热、止呕的功效。

养生滋补方

解表发汗，利尿 芦根薄荷饮

材料：芦根20克，薄荷6克。

做法：先将芦根、薄荷叶用清水洗干净，芦根切成段。把锅洗净，放入适量清水，将芦根直接放进锅内，将锅盖盖好，煎沸10分钟后，再将薄荷放入，片刻即可，取汁饮用。

保肺益肾 鳝鱼芦根汤

材料：鳝鱼450克，芦根20克，桑寄生50克，香油适量，盐3克。

做法：将鳝鱼去内脏，洗净，与芦根、桑寄生一起放入煲中，加适量清水，大火煮沸后，改用小火煲20分钟，可用少许香油、盐调味。

食用搭配宜忌

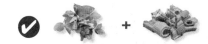

薄荷+芦根
利尿发汗

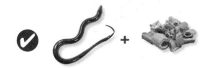

鳝鱼+芦根
清肺润肺

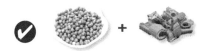

绿豆+芦根
生津润肺，清热

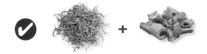

金银花+芦根
清热解暑

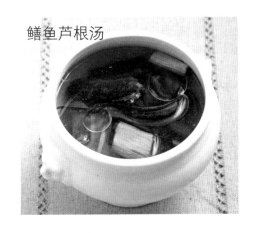

鳝鱼芦根汤

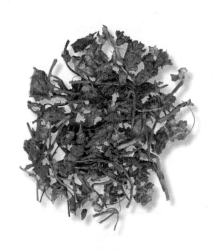

夏枯草

Xia Ku Cao

散结消肿，清火明目

⊙夏枯草因"夏至后即枯"而命名，主要生长在树林、荒山、田埂及路旁。夏枯草自古为清肝火、散郁结的要药。

别名： 灯笼头草、棒距草、夏枯头

性味： 性寒，味辛、苦

归经： 归肝、胆经

功效： 清火明目、散结消肿、祛痰止咳

药典摘要： 夏枯草"主寒热、瘰疬、鼠瘘、头疮、散瘿结气、脚肿湿痹"。——《本经》

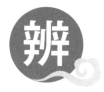

【分辨产地】

主产于河南、安徽、浙江、江苏、湖南

【分辨形状】

呈棒状，形略扁，棕红色，表面有白毛

【分辨体质】

适宜体质： 肝火盛者及阴虚阳亢者

不宜体质： 气虚体质、阳虚体质

【分辨人群】

适用人群： 甲状腺肿大、乳癌、畏光流泪、头目眩晕、筋骨疼痛、肺结核等患者

不宜人群： 身体衰弱、脾胃虚弱、大便溏泻者

【选购标准】

选购夏枯草，以穗粗长、干燥、呈红棕色、无梗叶杂质者为佳。

【保存窍门】

夏枯草宜放置在阴凉干燥处保存，要防潮。

推荐养生用量：**10~15克（干）**

【家庭常用补益方法】

煎煮：将夏枯草（鲜）100 克，冰糖 25 克，开水冲泡，饭后服用，可用于调治头晕目眩。

泡茶：夏枯草 20 克，白菊花 8 克，绿茶 3 克。一起放入杯中，用沸水冲泡 15 分钟，即可代茶饮用。可平肝潜阳。

煮粥：夏枯草、当归、香附各 8 克，加水适量煎 15 分钟，取汁加入大米煮粥，每周食用 2 次，可理气化瘀。

养生滋补方

散结、滋阴 夏枯草炒肉丝

材料：夏枯草 30 克，猪肉 150 克，料酒 10 克，盐 3 克，葱花、姜末、酱油各 5 克。

做法：将夏枯草去杂洗净，入沸水锅焯一下，捞出洗净，挤干水分待用；猪肉洗净切丝。锅置火上，倒入植物油烧热，放入肉丝煸炒，加入酱油、葱花、姜末煸炒，加入料酒、盐和少量水，炒至肉熟，投入夏枯草炒入味即可。

防癌，清热 夏枯草炖海带

材料：夏枯草 40 克，海带 100 克，酱油、香油、白糖各适量。

做法：水发海带漂洗，去盐，切成长方形大块；夏枯草去杂物，用清水洗净，包在纱布中，与海带一起放入砂锅中，加水煮熟，捞出夏枯草。将海带切成细丝，加入白糖、酱油、香油拌匀，即可食用。

食用搭配宜忌

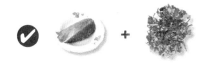

✔ 猪肉＋夏枯草
滋阴，散结

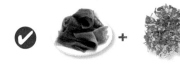

✔ 海带＋夏枯草
清热，防癌

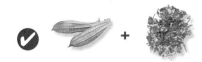

✔ 丝瓜络＋夏枯草
清热降脂

调理乳腺增生 夏枯草茶

材料：夏枯草 10 克。

做法：将夏枯草放入杯中，冲入沸水，盖盖子闷泡约 10 分钟后饮用。

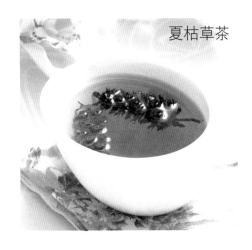

夏枯草茶

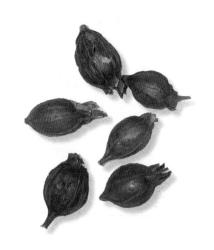

栀子

Zhi Zi

清热利湿，凉血解毒

⊙栀子，是茜草科植物栀子的果实。栀子的果实是传统中药。《本草纲目》称其"治吐血、衄血、血痢、下血、血淋，损伤瘀血，伤寒劳复，热厥头痛，疝气，汤火伤"。

别名：黄栀子、山栀子、越桃、黄果子

性味：性寒，味苦

归经：归心、肺、三焦经

功效：泻火除烦、清热利湿、凉血解毒、护肝、利胆、降压、镇静、止血、消肿等

药典摘要："栀子，清少阴之热，则五内邪气自去，胃中热气亦除。"——《本草经疏》

【分辨产地】

　　主产于湖南、四川、江西等地

【分辨形状】

　　完整、饱满而且内外均为红黄色者

【分辨体质】

　　适宜体质：湿热体质

　　不宜体质：虚寒体质

【分辨人群】

　　适用人群：热病心烦、湿热黄疸、血热吐衄、目赤肿痛、火毒疮疡者；扭挫伤痛者

　　不宜人群：脾虚便溏者

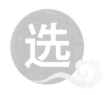

【选购标准】

　　选购栀子以皮薄、饱满，色红黄者为佳。

【保存窍门】

　　栀子宜放置在通风干燥处，防潮，防霉蛀。

推荐养生用量：5~10克

【家庭常用补益方法】

泡水：栀子泡水饮用，有很好的清热解毒功效，还可以预防上火。

煮粥：用煎栀子水煮粥或将栀子研末与粥同煮，都有很好的清肝泄热功效。

◀ 养生滋补方 ▶

改善体虚 栀子猪瘦肉汤

材料：栀子 10 克，猪瘦肉 100 克，榨菜丝 20 克，葱花、姜丝、盐各适量。

做法：栀子去杂洗净，猪瘦肉切丝。锅中加水，煮沸后投入栀子、猪瘦肉、榨菜丝，煮至猪瘦肉熟烂，将浮沫撇去，加葱花、姜丝及盐调味。

缓解急性乳腺炎 栀子仁大米粥

材料：栀子仁 3 克，大米 100 克，白糖适量。

做法：栀子仁洗净，研为细末；大米洗净，放入锅中，加水适量煮粥。粥快熟时加入栀子仁末、白糖等，煮至粥熟服食，每天 1 剂，连用 3~5 天。

利湿退黄，清肝明目 菊花栀子泻火茶

材料：菊花 3 朵，栀子干品 6 克，金钱草干品 8 克。

做法：将所有材料一起放入杯中，加入沸水，盖盖子闷泡 8 分钟后饮用。

食用搭配宜忌

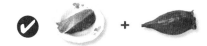

猪瘦肉+栀子
调理体虚

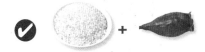

大米+栀子
缓解急性乳腺炎

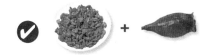

枸杞+栀子
清热除烦

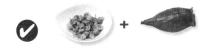

菊花+栀子
清肝火

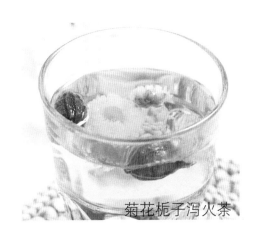

菊花栀子泻火茶

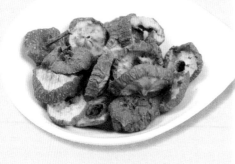

山楂
Shan Zha

健脾益胃，消食化积

⊙山楂是蔷薇科植物山楂的果实，是一种为人们喜食的水果，也是一种常用中药。《本草纲目》中有将山楂"去皮、核，捣碎，和糖、蜜作为楂糕"的记载。

别名：红果、山果红、胭脂果、山梨
性味：性微温，味酸、甘
归经：归脾、胃、肝经
功效：消食健胃、行气散瘀、化浊降脂，防治心血管疾病，防癌、抗癌
药典摘要：山楂"凡脾弱，食物不克化，胸腹酸刺胀闷者，于每食后嚼二三枚绝佳"。——《本草纲目》

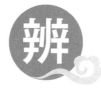

辨

【分辨产地】

主产于山东、河北、河南等地

【分辨形状】

以片大、皮红、肉厚、核少者为佳

【分辨体质】

适宜体质：血瘀体质

不宜体质：气虚体质

【分辨人群】

适用人群：肉食滞积、症瘕积聚、腹胀痞满、瘀阻腹痛、痰饮、泄泻、肠风下血等患者

不宜人群：脾胃虚弱、体虚者及孕妇

选

【选购标准】

山楂要选择形状规则，果皮深红、暗红或鲜红，有光泽的为佳。

【保存窍门】

山楂鲜品应放置在阴凉处，或埋入湿沙中保存。干品密闭，放置在阴凉处，防虫蛀。

推荐养生用量：5~10克

【家庭常用补益方法】

直接食用： 新鲜山楂可以当成零食来吃。起到健胃消食的作用。

饮品： 将山楂片、丹参各 10 克，加麦冬 5 克，制成参果饮，有软化血管作用，可防治高血压、冠心病。

煮粥： 将山楂加糯米制成山楂粥，能开胃消食、化滞消积、活血化瘀、收敛止痢。

◀ 养生滋补方 ▶

活血化瘀、养心安神 山楂红枣莲子粥

材料：大米 100 克，山楂肉 50 克，红枣、莲子各 30 克，红糖 10 克。

做法：大米洗净，用水泡 30 分钟；红枣、莲子各洗净，红枣去核，莲子去心。锅置火上，倒入适量清水大火烧开，加大米、红枣和莲子烧沸，待莲子煮熟烂后放山楂肉，熬煮成粥，加红糖拌匀即可。

山楂红枣莲子粥

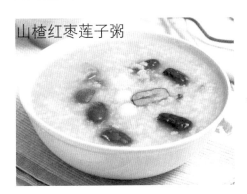

食用搭配宜忌

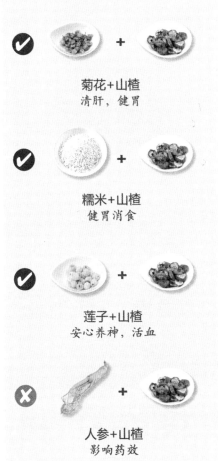

✔ 菊花+山楂
清肝，健胃

✔ 糯米+山楂
健胃消食

✔ 莲子+山楂
安心养神，活血

✘ 人参+山楂
影响药效

中药典故

山楂，古人称它为"酸楂"。柳宗元诗中就有"伧父馈酸楂"的诗句。

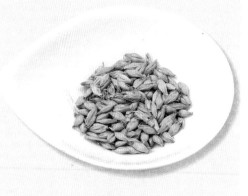

麦芽

Mai Ya

健脾益胃，回乳消胀

⊙麦芽为大麦的成熟果实经发芽干燥而得，含有丰富的维生素、麦芽糖和卵磷脂。近代名医张锡纯曾评价说："麦芽虽为脾胃之药，同时也可舒肝气。"

别名： 大麦芽、大麦毛

性味： 性平，味甘

归经： 归脾、胃经

功效： 行气消食，健脾开胃，退乳消胀

药典摘要： 麦芽"能消导米面诸果食积"。——《本草纲目》

辨

【分辨产地】

全国各地均有出产

【分辨形状】

表面为淡黄色，炒后呈深黄色，有香气

【分辨体质】

适宜体质： 血瘀体质、积食证

不宜体质： 痰湿内热体质

【分辨人群】

适用人群： 食积不消、脘腹胀痛、脾虚食少、乳汁郁积、乳房胀痛、妇女断乳者

不宜人群： 胃下垂者、孕妇、哺乳期女性、无积滞者

选

【选购标准】

选购麦芽，以麦芽完整，有胚芽，色淡黄，呈梭形，有数条纤细而弯曲的须根，干燥者为佳。

【保存窍门】

麦芽宜放置在干燥阴凉处保存，不宜过久贮藏。

推荐养生用量：**10~15克**

【家庭常用补益方法】

煎服： 取麦芽 15 克、稻芽 7 克、陈皮 5 克，冰糖少许，用水煎服，具有降脂消胀的作用。

煮粥、煲汤： 用麦芽煮粥或煲汤食用，具有消食健胃的作用。

泡茶： 取麦芽 15 克，用小火炒焦，再用沸水浸泡，闷 10 分钟。放温后饮用，每日 1 次，对调理小儿腹泻有效。

养生滋补方

健胃消食，清肝明目 党参麦芽白术茶

材料：炒麦芽 90 克，党参 30 克，白术 15 克，冰糖少许。

做法：将麦芽洗净，放入锅中，加适量清水，用大火煮沸后，改用小火煮 5 分钟，再下切好的党参、白术片，煮沸 20 分钟，加适量冰糖，待凉后过滤取汁即可，每次 30~50 毫升，每日 2 次。

促消化，增食欲 山楂麦芽茶

材料：山楂干品 8 片，麦芽干品 15 克，白糖适量。

做法：将山楂、麦芽一起放入砂锅中，倒入适量清水，大火烧沸，小火煎煮约 20 分钟；滤取汤汁，倒入杯中，调入白糖，即可代茶饮用。

食用搭配宜忌

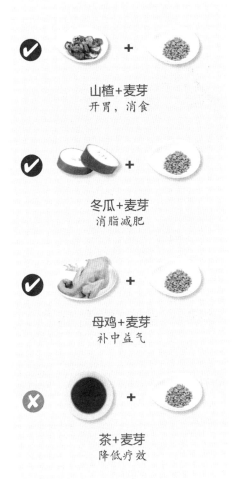

✔ 山楂+麦芽
开胃，消食

✔ 冬瓜+麦芽
消脂减肥

✔ 母鸡+麦芽
补中益气

✘ 茶+麦芽
降低疗效

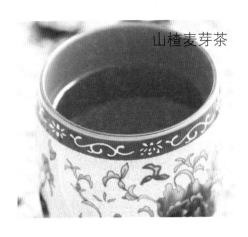

山楂麦芽茶

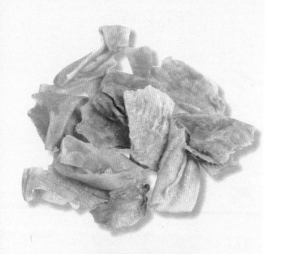

鸡内金

Ji Nei Jin

健脾消食，防治结石

⊙鸡内金是指家鸡的砂囊内壁，系消化器官，用于研磨食物。由于其用于消化不良、遗精盗汗等症，效果极佳，因此以"金"命名。

别名：鸡中金、鸡肫皮、鸡合子、化石胆

性味：性平，味甘

归经：归脾胃、小肠、膀胱经

功效：健胃消食、涩精止遗、通淋化石，防治尿结石、肾结石、胆结石，防脱发

药典摘要："鸡内金治小儿食疟，疗大人淋漓反胃，消酒积，主喉闭乳蛾，一切口疮，牙疳诸疮。"——《本草纲目》

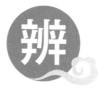

【分辨产地】

全国各地

【分辨形状】

较薄，半透明，有明显条棱状波纹

【分辨体质】

适宜体质：血瘀体质

不宜体质：脾虚无积滞者

【分辨人群】

适用人群：适宜消化不良、面色萎黄、不思纳谷、小儿疳积、形体消瘦、腹大腹胀、脾胃虚弱、食积胀满等患者

不宜人群：大气下陷或咳嗽吐血等症忌用，忌空腹服用，不可久服

【选购标准】

好鸡内金的标准：个大、色黄、干燥、完整无破碎

选购鸡内金以个大、色黄、干燥、完整没有破碎者为佳。

怎样鉴别真伪鸡内金

鸡内金呈长椭圆形卷曲状，黄色，有波状皱纹，薄而半透明，断面胶质状，有光泽。混淆鸭内金多为碟片状，暗绿色，波皱少而不明显，断面较厚。

【保存窍门】

鸡内金易生虫，应充分干燥后密存。

推荐养生用量：3~10克

【家庭常用补益方法】

研末：将鸡内金研末后，用温水冲服，具有很好的消食功效，尤其适用于调治小儿积食。

煎服：将鸡内金9克、山药30克，水煎取汁，调入蜂蜜15克，每日1次，分2次温服。健脾消食，用于脾胃虚弱运化不健之食积不化，食欲不振。

煮粥：用鸡内金煮粥，具有很好的帮助消化的功效。

养生滋补方

健脾开胃，消食 山楂鸡内金粥

材料：生山楂10个，鸡内金10克，粳米、白糖各适量。

做法：山楂洗净，去核，切片，鸡内金研为粉末；将山楂片、鸡内金粉与粳米一起放入锅中，加适量水，熬煮成粥。

健胃消食，补虚 鸡内金羊肉汤

材料：羊肉250克，鸡内金10克，红枣15克，干姜15克，葱10克，盐8克，味精6克，绍酒10克。

做法：羊肉洗净切块，鸡内金、红枣、干姜洗净浸透，葱切段。羊肉放入锅中煸炒后，倒出洗净。将羊肉、鸡内金、红枣、干姜、葱段放入瓦煲内，加入清水、绍酒用中火煲约2小时，调入盐、味精即可。

食用搭配宜忌

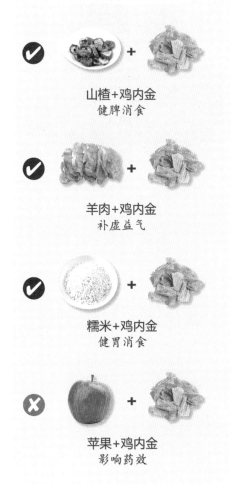

山楂+鸡内金
健脾消食

羊肉+鸡内金
补虚益气

糯米+鸡内金
健胃消食

苹果+鸡内金
影响药效

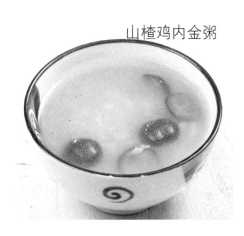

山楂鸡内金粥

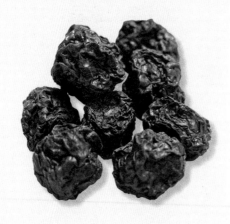

乌梅

Wu Mei

生津止渴，开胃消食

⊙乌梅是梅的近成熟果实经烟火熏制而成，有敛肺、涩肠、生津、安蛔的功效。现代研究发现，乌梅不仅能防止便秘，还能改善肝脏功能，抵抗衰老。

别名：黑梅、梅实、熏梅、桔梅肉

性味：性平，味酸、涩

归经：归肝、脾、肺、大肠经

功效：敛肺、涩肠、生津、安蛔；护肝保肝、促进食欲、杀菌抑菌、防治便秘、防老抗衰

药典摘要：乌梅"敛肺涩肠，治久嗽，泻痢，反胃噎膈，蛔厥吐利，消肿，涌痰，杀虫，解鱼毒、马汗毒、硫黄毒"。——《本草纲目》

【分辨产地】

长江流域以南各省出产最多

【分辨形状】

乌梅呈黑色，果肉稍硬，表面有明显凹点

【分辨体质】

适宜体质：血瘀体质

不宜体质：实热体质

【分辨人群】

适用人群：适宜虚热口渴、食少、胃酸缺乏、消化不良、慢性痢疾肠炎、孕妇妊娠恶阻、胆道蛔虫等患者

不宜人群：感冒发热，咳嗽多痰，胸膈痞闷之人；表邪未解者禁服；内有实邪者慎服；经期以及怀孕妇女产前产后忌食

【选购标准】

选购乌梅以个大、肉厚、核小、外皮乌黑、味极酸者为佳。

【保存窍门】

乌梅宜装入瓷罐内密封，放置在阴凉、干燥处贮存，防止虫蛀。

食用搭配宜忌

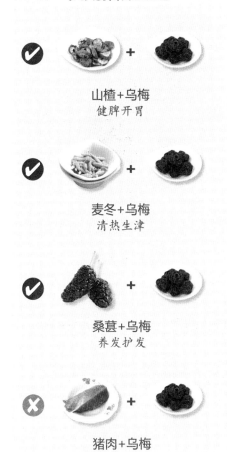

✓ 山楂+乌梅
健脾开胃

✓ 麦冬+乌梅
清热生津

✓ 桑葚+乌梅
养发护发

✗ 猪肉+乌梅
易致腹泻

推荐养生用量：**3~9克**

【家庭常用补益方法】

直接食用：乌梅可以直接食用，是最简单、方便的食用方法。

煎服：将乌梅做成乌梅汤饮用，具有消食开胃的作用。

烹饪：在煮粥、煲汤或炖肉时放数枚乌梅，具有健脾开胃的功效。

▶ 养生滋补方 ◀

补肾养血、乌发润发 桑葚葡萄乌梅汁

材料：桑葚 100 克，葡萄 100 克，乌梅 9 克，蜂蜜适量。

做法：桑葚洗净；葡萄洗净，去籽，切碎；乌梅洗净、去核，切碎。将上述食材放入果汁机中搅打，打好后加入蜂蜜调匀即可。

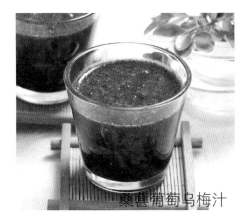

桑葚葡萄乌梅汁

中药典故

传说，三国时期曹操带领军队走到一个没水之处，士兵又饥又渴。曹操就骗士兵说，前面有一片梅林，到那里可以吃梅子解渴。士兵一听有梅子吃，都流出了口水。这说明梅能生津止渴。

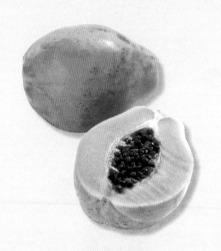

木瓜

Mu Gua

健脾和胃，活络舒筋

⊙为蔷薇科植物贴梗海棠的干燥近成熟果实，有平肝舒筋、和胃化湿的功效。

别名： 木梨、木李、木瓜海棠、光皮木瓜

性味： 性温，味酸

归经： 归肝、脾经

功效： 舒筋活络，和胃化湿，杀虫、通乳抗癌、抗痉挛

药典摘要： "木瓜所主霍乱吐利转筋、脚气，皆脾胃病……" ——《本草纲目》

辨

【分辨产地】

主产于山东、陕西、湖北、江西、安徽、江苏、浙江、广东等地

【分辨形状】

皮光滑、青色亮、无色斑

【分辨体质】

适宜体质： 瘀血体质

不宜体质： 过敏体质

【分辨人群】

适用人群： 用于湿痹拘挛、腰膝关节酸重疼痛、吐泻转筋、脚气水肿患者

不宜人群： 孕妇

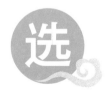

选

【选购标准】

鲜青木瓜以皮光滑、青色亮、无色斑为佳；熟木瓜以手感轻、果皮橙色均匀，无色斑者为佳。

【保存窍门】

木瓜宜放置在阴凉干燥处，宜防潮、防虫蛀。

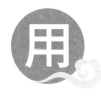

推荐养生用量：5~10克

【家庭常用补益方法】

榨汁： 将木瓜 60 克榨汁，与煮沸的牛奶 200 克混合饮用。有醒胃、润肤、养颜的功效，经常饮用可保持面色红润。

煮粥： 粳米 50 克，玉米 100 克，木瓜 40 克，胡萝卜 50 克，放在一起煮粥，有健脾开胃的功效。

◀ 养生滋补方 ▶

健脾益胃，润肺清心 木瓜莲子煲鲫鱼

材料：木瓜 1 个，莲子 20 克，鲫鱼 2 条。
做法：鲫鱼去内脏，慢火稍煎至微黄；莲子去心，用清水浸泡片刻；木瓜洗净去皮，切成块状。所有材料一起放入瓦煲内，加清水 2000 克。大火煮沸后，改用小火煲 2 小时，加入适量盐即可。

益气补虚，活络 木瓜炖鸡翅根

材料：木瓜 200 克，鸡翅根 80 克，料酒、姜片、葱段、味精、盐、香油各适量。
做法：将木瓜洗净剖开，去皮，去掉瓜瓤，切成片；鸡翅根洗净。锅置火上，加入适量清水，将木瓜片、鸡翅根、料酒、姜片、葱段一同放入锅内，用大火烧沸，再用小火炖 45 分钟，加入盐、味精、香油即可。

食用搭配宜忌

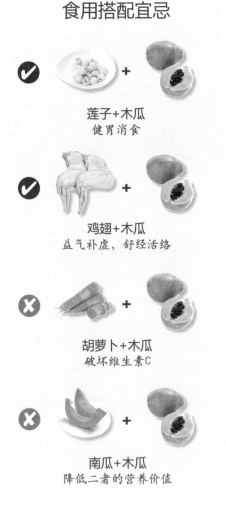

✔ 莲子+木瓜
健胃消食

✔ 鸡翅+木瓜
益气补虚，舒经活络

✘ 胡萝卜+木瓜
破坏维生素C

✘ 南瓜+木瓜
降低二者的营养价值

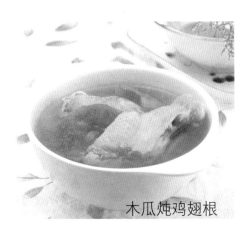

木瓜炖鸡翅根

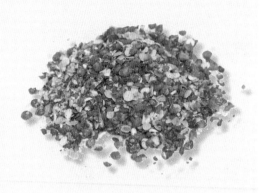

辨

【分辨产地】

主产于河北、河南、浙江等地

【分辨形状】

呈类卵圆形或椭圆形，稍扁，表面黄棕色、红棕色或灰棕色

【分辨体质】

适宜体质：血瘀体质

不宜体质：气虚体质

【分辨人群】

适用人群：饮食停滞、脘腹胀痛、大便秘结、痰壅咳喘、积滞泻痢者

不宜人群：气虚及食积、积滞者慎服

莱菔子

Lai Fu Zi

消食除胀，降气化痰

⊙莱菔子为十字花科植物萝卜的成熟果实。全国各地普遍有栽培，5~8月，待果实充分成熟采收晒干，打下种子，将杂质除去，贮藏即可。

别名：萝卜子、芦菔子

性味：性平，味辛、甘

归经：归肺、脾、胃经

功效：消食除胀，降气化痰

药典摘要：莱菔子生用"水研服，吐风痰"。——《日华子本草》

选

【选购标准】

净莱菔子，文火炒至鼓起，有爆裂声；外表色泽加深，内部黄色，为"炒莱菔子"。

【保存窍门】

莱菔子宜放在干燥处贮藏。

推荐养生用量：6~10克

【家庭常用补益方法】

水煎服：炒莱菔子、炒麦芽、厚朴各9克，水煎服，可调理食积腹胀。

捣汁服用：生莱菔子10克，捣汁，取皂荚末5克，开水冲服，可调理便秘、腹胀痛。

◤ 养生滋补方 ◢

治咳嗽痰多兼消化不良 莱菔子粳米粥

材料：炒莱菔子10克，粳米50克。

做法：莱菔子煎水，取汁，加粳米，煮为稀粥，每天2次，温热服食。

利水渗湿，减肥 山楂莱菔子汤

材料：山楂30克，黄芪30克，莱菔子10克，肉苁蓉30克，何首乌20克，泽泻20克，白术15克，防己15克。

做法：将山楂、黄芪、莱菔子、肉苁蓉、何首乌、泽泻、白术、防己等洗净后一同放置在药罐中；加入适量冷水浸泡30分钟后，用旺火水煎取汁即可。

化积食，助消化 莱菔子槟榔粥

材料：大米120克，槟榔10克，莱菔子10克，白砂糖20克。

做法：将槟榔捣碎，莱菔子炒香，大米淘洗干净；将槟榔、莱菔子、大米一起放入锅内，加适量清水；用武火烧沸，再用文火熬煮成粥，最后加入白糖搅匀。

食用搭配宜忌

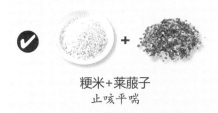

粳米+莱菔子
止咳平喘

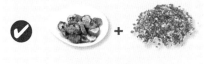

山楂+莱菔子
益气养血，减肥

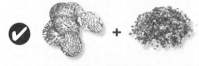

槟榔+莱菔子
化积食、助消化

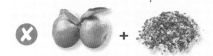

橘子+莱菔子
易患甲状腺囊肿

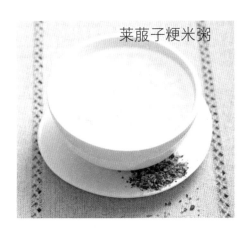

莱菔子粳米粥

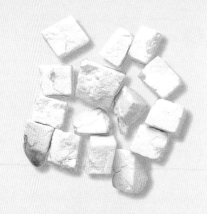

茯苓

Fu Ling

利水渗湿，宁心健脾

⊙茯苓是寄生在松树根上的菌类植物，形状像甘薯。《本草纲目》中称茯苓是由"松之神灵之气，伏结而成"。

别名： 松苓、茯灵、云苓

性味： 性平，味甘、淡

归经： 归心、肺、脾、肾经

功效： 渗湿利尿、健脾和胃、宁心安神、降血脂、健脑、抗癌

药典摘要： 茯苓"久服，安魂养神，不饥延年"。——《神农本草经》

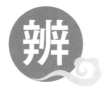

【分辨产地】

主产于云南、安徽、湖北等地，以云南所产最佳

【分辨形状】

茯苓为块状，大小不一，呈白色或淡红色，质地坚实，体重

【分辨体质】

适宜体质： 湿热、痰湿体质

不宜体质： 阴虚体质

【分辨人群】

适用人群： 尿少水肿、脾虚食少、泄泻便溏、心神不宁、失眠惊悸者

不宜人群： 津液不足、口干咽燥、肾虚、小便过多、尿频遗精者

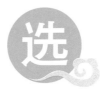

【选购标准】

选购茯苓，以体重结实、外皮色棕褐、无裂隙、断面洁白而细腻，嚼之黏性强者为佳。

【保存窍门】

茯苓宜放置在阴凉处，防潮，不可过于干燥。

推荐养生用量：3~20克

【家庭常用补益方法】

水煎： 茯苓、山药各20克，水煎当茶饮用，可以补气健脾，调理慢性胰腺炎。

泡茶： 干姜100克，茯苓200克。干姜、茯苓分别洗净，晒干，研细末，装瓶。每次8克，沸水泡服，可以止咳平喘、散寒化痰。

煮粥： 黑芝麻5克，茯苓15克，粳米50克。茯苓切碎，放入锅中煎汤，加黑芝麻、粳米煮粥即可食用，有利湿提神的功效。

炖汤： 茯苓8克，桂圆肉8克，酸枣仁5克，大枣10枚，将诸药煎煮2次，每次约半小时，早晚服用，有安神补心的功效。

◀ 养生滋补方 ▶

补虚益气、健脾养胃 人参茯苓二米粥

材料：小米、大米各50克，山药30克，茯苓15克，人参3克。

做法：人参、茯苓、山药均洗净，焙干，研成细粉；小米、大米分别淘洗干净，大米用水浸泡30分钟。锅置火上，倒入适量清水烧开，放入小米、大米，加入人参粉、茯苓粉、山药粉，用小火炖至米烂成粥即可。

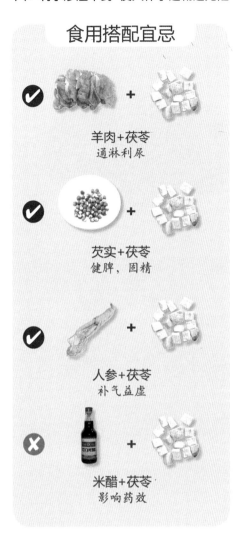

食用搭配宜忌

✓ 羊肉+茯苓
通淋利尿

✓ 芡实+茯苓
健脾，固精

✓ 人参+茯苓
补气益虚

✗ 米醋+茯苓
影响药效

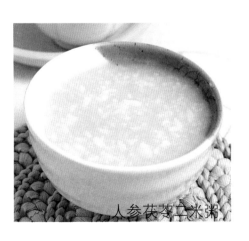

人参茯苓二米粥

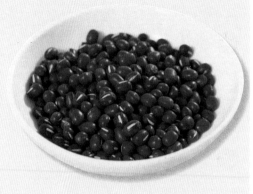

赤小豆

Chi Xiao Dou

利水除湿,消肿解毒

⊙赤小豆经济价值居五谷杂粮之首,故有"金豆"美誉。赤小豆蛋白质中赖氨酸含量较高,宜与谷类食品混合成豆饭或豆粥食用,可做成豆沙或糕点。另外,赤小豆富含淀粉,所以又被称为"饭豆"。

别名: 红豆、红饭豆、赤豆

性味: 性平,味甘、酸

归经: 归心、小肠经

功效: 健脾益胃、利尿消肿、解毒排脓、通气除烦、补血催乳、降脂减肥

药典摘要: 赤小豆"清热和血,利水通经,宽肠理气"。——《本草再新》

辨

【分辨产地】

　　主产于浙江、江西、湖南、广东、广西

【分辨形状】

　　表面紫红色,无光泽或微有光泽

【分辨体质】

　　适宜体质: 痰湿体质

　　不宜体质: 阳虚体质

【分辨人群】

　　适用人群: 一般人群均可食用,尤其适宜各类水肿患者,如肾脏性水肿、心脏性水肿、肝硬化腹水、营养不良性水肿等患者

　　不宜人群: 尿频、尿多的人;瘦人;肠胃较弱的人

选

【选购标准】

　　赤小豆宜选颗粒饱满均匀,表面光洁,色泽正常,无碎粒、无虫眼、无异味、无霉变的为佳。

【保存窍门】

　　赤小豆宜放置在干燥、通风的地方保存,也可以放入冰箱冷冻保存。

推荐养生用量：50~100克

【家庭常用补益方法】

烹饪： 赤小豆适宜用来煮粥、蒸饭或做糕点，将赤小豆和薏米一起煮粥食用，利水消肿的效果更明显。

▌ 养生滋补方 ▐

润燥止咳，利水消肿 莲子百合赤小豆粥

材料：干莲子 5 克，干百合适量，赤小豆 25 克，大米 100 克。

做法：赤小豆洗净，浸泡 6~8 小时；干莲子、干百合分别放水中浸泡 2 小时；大米淘洗干净，浸泡 30 分钟。将赤小豆、干莲子、大米加适量水煮开，放入百合转小火煲 2 小时即可。

利小便、通乳 赤小豆鲤鱼汤

材料：鲤鱼 1 条（约 500 克），赤小豆 50 克，陈皮 10 克，草果 1 个，姜片、盐各适量。

做法：先将鲤鱼宰杀，去鳞、鳃及内脏，洗净；赤小豆洗净，浸泡 30 分钟。将鲤鱼放入锅中，加适量水，烧开后，加入赤小豆及陈皮、草果、姜片，继续熬煮至豆熟时，加入盐调味即可。

食用搭配宜忌

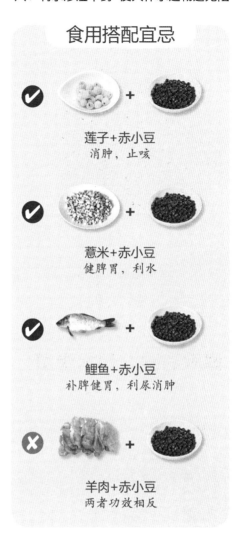

✔ 莲子+赤小豆
消肿，止咳

✔ 薏米+赤小豆
健脾胃，利水

✔ 鲤鱼+赤小豆
补脾健胃，利尿消肿

✘ 羊肉+赤小豆
两者功效相反

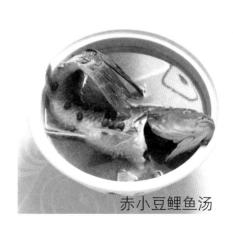

赤小豆鲤鱼汤

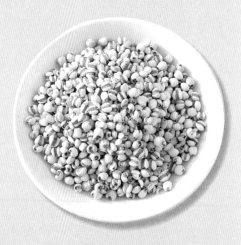

薏苡仁

Yi Yi Ren

健脾消肿，利水渗湿

⊙薏苡仁为禾本科多年生草本植物的成熟种仁，不仅是治病良药，还是食疗佳品。薏苡仁热量不高，却有饱足感，是养生保健的自然饮食中颇富营养，又能清除体内杂质的食物。

别名：薏米、苡仁、草珠珠、土玉米

性味：性凉，味甘、淡

归经：归脾、肺、胃经

功效：利水消肿、健脾去湿、清热排脓；解毒散结、美容减肥、预防心血管疾病、降血脂等

药典摘要："薏苡仁，阳明药也，能健脾，益胃。"——《本草纲目》

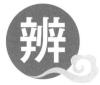

辨

【分辨产地】

主产于福建、河北、辽宁等省

【分辨形状】

表面光滑，为乳白色，有棕色点状种脐，背面显圆凸，腹面有凹陷腹沟

【分辨体质】

适宜体质：痰湿体质

不宜体质：阴虚体质

【分辨人群】

适用人群：适宜小便不利、水肿、脚气、肺痈、肠痈、风湿痹痛、筋脉挛急及湿温病等患者

不宜人群：遗精、遗尿患者；阴虚火旺、口干咽燥者；小便多、大便干燥者；孕妇

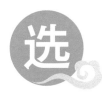

选

【选购标准】

选购薏苡仁以颗粒饱满、有光泽、白色或黄白色，抓一把没有粉末留在手里的为佳。

【保存窍门】

薏苡仁应装入有盖密封的容器内，放置在阴凉、通风、干燥处保存。薏苡仁夏季容易生虫，储存时要注意检查，经常翻晒。

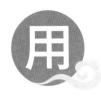

推荐养生用量：50~100克

【家庭常用补益方法】

煎服： 取薏苡仁 15 克，冬瓜子 30 克，桃仁 10 克，牡丹皮 6 克，加水煎服，可清热利湿，排脓，治便秘。

煮粥： 将薏苡仁研为粗末，与粳米等分，加水煮成稀粥，每日 1~2 次，连服数日，可用于脾虚水肿，或风湿痹痛。

养生滋补方

清热解毒 薏苡仁高丽参茶

材料：薏苡仁 15 克，高丽参 5 克，紫藤子 3 克。

做法：将高丽参、薏苡仁略洗后沥干；锅中加入紫藤子与洗好的高丽参、薏苡仁，分别以小火炒至微黄。将炒好的药材放入杯中，冲沸水，静置 2 分钟后即可。

健脾益气 薏米山药粥

材料：薏米、大米各 50 克，山药 30 克。

做法：将薏米和大米分别淘洗干净，薏米浸泡 4 小时，大米浸泡 30 分钟；山药洗净，去皮，切成丁。锅置火上，倒入适量清水，放入薏米煮软再加入山药丁、大米，大火煮至山药熟、米粒熟烂即可。

利水消肿 薏苡仁荷叶茶

材料：炒薏苡仁 10 克，荷叶干品 5 克，山楂干品 4 片。

做法：将上述三物一齐放入杯子中，冲入沸水，盖盖子闷泡 8 分钟即可饮用。

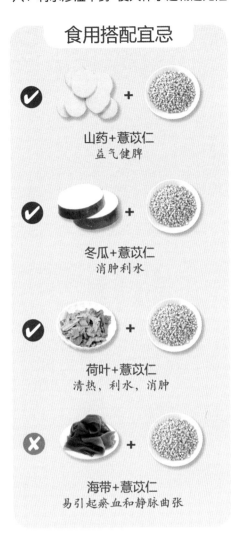

食用搭配宜忌

✔ 山药 + 薏苡仁
益气健脾

✔ 冬瓜 + 薏苡仁
消肿利水

✔ 荷叶 + 薏苡仁
清热，利水，消肿

✘ 海带 + 薏苡仁
易引起瘀血和静脉曲张

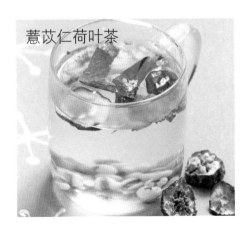

薏苡仁荷叶茶

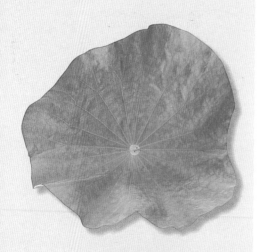

荷叶

He Ye

清暑化湿,凉血止血

⊙荷叶是睡莲科植物莲的叶,夏季亦用鲜叶或初生嫩叶入药。《本草纲目》言其"生发元气,散瘀血,消水肿"。

别名: 莲叶、鲜荷叶、干荷叶

性味: 性平,味甘

归经: 归肝、脾、胃经

功效: 消暑利湿、凉血止血、降血压、开发清阳、降血脂、减肥

药典摘要: "荷叶清凉解暑,止渴生津,治泻痢,解火热。"——《本草再新》

【分辨产地】

我国江南多省

【分辨形状】

荷叶上表面为深绿色,较粗糙;下表面为灰棕色,较光滑

【分辨体质】

适宜体质: 湿热体质

不宜体质: 气虚体质

【分辨人群】

适用人群: 暑热烦渴、头痛眩晕、水肿、食少腹胀者;白带、脱肛、衄血、便血、崩漏、产后恶露不净、损伤瘀血患者

不宜人群: 体瘦者、气血虚弱者、孕妇

【选购标准】

选购荷叶,以叶大、整洁、色绿者为佳。

【保存窍门】

荷叶宜放置在阴凉、干燥处保存。

推荐养生用量：鲜荷叶15~30克；干荷叶6~10克

【家庭常用补益方法】

炖汤：荷叶1张，鲜冬瓜500克，盐适量。将荷叶洗净，撕成碎片。冬瓜洗静，去瓤，切成片。将荷叶片、冬瓜片一起放进锅中，加适量水煮成汤，煮沸后将荷叶拣去，加盐调味即可。饮此汤，可清热利尿。

◀ 养生滋补方 ▶

清热解暑 荷叶大米粥

材料：大米100克，枸杞子5克，干荷叶1张，白糖5克。

做法：大米淘洗干净，用水浸泡30分钟；枸杞子洗净；干荷叶洗净，切片。锅置火上，加适量清水烧沸，放入大米，用大火煮沸，改小火煮到米粒裂开，加入干荷叶片、枸杞子同煮。待米粒软烂，拣出荷叶，盛出，食用时加白糖调味即可。

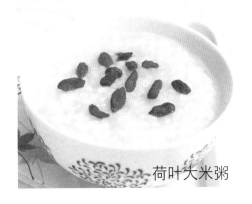

荷叶大米粥

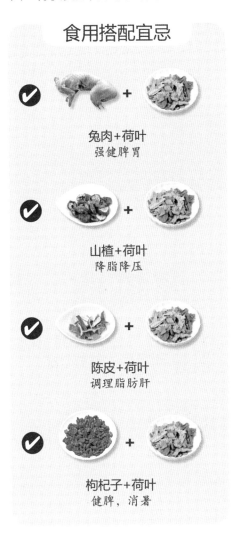

食用搭配宜忌

✓ 兔肉+荷叶
强健脾胃

✓ 山楂+荷叶
降脂降压

✓ 陈皮+荷叶
调理脂肪肝

✓ 枸杞子+荷叶
健脾，消暑

中药典故

荷叶多产于我国江南地区。汉乐府民歌曾说："江南可采莲，莲叶何田田。鱼戏莲叶间。鱼戏莲叶东，鱼戏莲叶西，鱼戏莲叶南，鱼戏莲叶北。"鱼儿在荷叶不同的方位嬉戏，均有不同的乐趣。

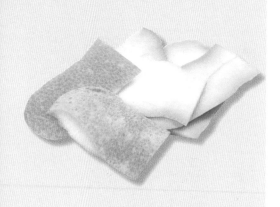

冬瓜皮
Dong Gua Pi

消肿利尿，消烦渴

⊙冬瓜皮，为葫芦科植物冬瓜的干燥外层果皮。食用冬瓜时，洗净，削取外层果皮，晒干。

别名：白瓜皮，白东瓜皮

性味：性凉，味甘

归经：归脾、小肠经

功效：利尿消肿、清热解暑、消食下气

药典摘要：冬瓜"止渴，消痰，利小便。治中风"。——《滇南本草》

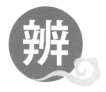

【分辨产地】

全国大部分地区均产

【分辨形状】

果皮为不规则的薄片，通常内卷或筒状，大小不一。外表面黄白色，内表面较粗糙，有筋状维管束

【分辨体质】

适宜体质：湿热体质

不宜体质：气虚体质

【分辨人群】

适用人群：水肿、小便不利、泄泻、疮肿患者

不宜人群：因营养不良而致虚肿者慎用

【选购标准】

选购冬瓜皮，以片薄、条长、色灰绿、有粉霜者为佳。

【保存窍门】

晒干后，放在干燥、通风处贮藏。

推荐养生用量：15~30克

【家庭常用补益方法】

水煎： 取经过霜打的冬瓜皮 30 克，用清水煎煮后，调入适量蜂蜜饮用，有止咳化痰的功效。

炖汤： 冬瓜皮、红小豆、红糖各适量。加水，煮烂，食豆饮汤。可调治水肿。

泡茶： 蚕豆壳 20 克，红茶 20 克，冬瓜皮 30 克。三味加清水 3 碗煎至 1 碗，去渣饮用，有健脾利水的功效。

养生滋补方

清热解毒，利尿消肿 瓜皮绿茶

材料：西瓜皮、冬瓜皮各 30 克，绿茶 5 克，冰糖适量。

做法：西瓜皮、冬瓜皮水煎取汁，再将药汁煮沸，冲入盛有绿茶、冰糖的杯中，加盖闷 15 分钟即可。每日当茶饮用。

消肿利水 冬瓜皮蒸鲤鱼

材料：鲤鱼 1 条，冬瓜皮 30 克，水发口蘑 4 个，大蒜、料酒、生姜、胡椒粉、葱、盐各适量。

做法：鲤鱼去鳞、去内脏，洗净，两面横划几刀，抹上盐、胡椒粉、料酒稍腌。水发口蘑洗净，切薄片，放在鱼上面。大蒜去皮，洗净，一半放入鱼腹内，一半放在鱼身周围。冬瓜皮放在鱼下面，加适量清水、生姜、葱蒸熟即可。

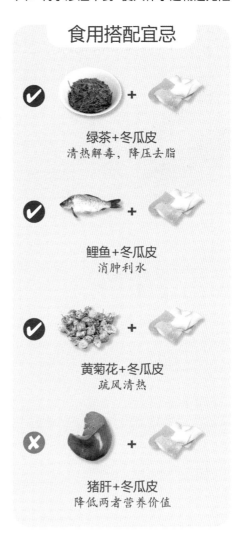

食用搭配宜忌

✓ 绿茶+冬瓜皮
清热解毒，降压去脂

✓ 鲤鱼+冬瓜皮
消肿利水

✓ 黄菊花+冬瓜皮
疏风清热

✗ 猪肝+冬瓜皮
降低两者营养价值

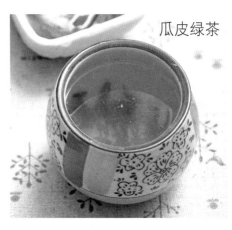

瓜皮绿茶

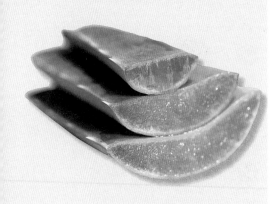

芦荟

Lu Hui

清热通便，滋润肌肤

⊙芦荟为百合科芦荟属，是一种古老而神奇的植物，早在远古时期就被当做草药使用。唐代对芦荟药用就有记载。

别名： 卢会、讷会、象胆、奴会、劳伟
性味： 性寒，味苦
归经： 归肝、胃、大肠经
功效： 清肝泄热、泻下通便、祛痰解毒、杀虫疗疳
药典摘要： "芦荟治肝火，镇肝风，清心热，解心烦，止渴生津，聪耳明目，消牙肿，解火毒。"——《本草再新》

【分辨产地】

在中国福建、广东、广西、四川、云南等地有栽培

【分辨形状】

常绿，多肉质的草本植物；茎较短

【分辨体质】

适宜体质： 阴虚体质

不宜体质： 虚寒体质

【分辨人群】

适用人群： 肠胃积热导致的大便干燥、肠道干涩、便秘、小便黄赤及面部痤疮、口干口苦者；烦躁易怒、面红目赤、眩晕、胁痛者

不宜人群： 脾胃虚弱者、腹泻者、孕妇

【选购标准】

新鲜芦荟叶肥厚多汁，叶片形似针形，连缘有齿状尖刺，表面蓝绿色。

【保存窍门】

新鲜芦荟含水量较多，需采用真空包装或低温保存。

推荐养生用量：50克以内

【家庭常用补益方法】

　　凉拌： 新鲜芦荟 40 克，海蜇皮 20克，小黄瓜 1 根，香油、醋、盐各适量。将芦荟用开水氽，去皮、切块。清洗海蜇皮，去除盐分，黄瓜切成丝。将上述材料摆放在盘中，淋上香油、醋、盐即可，有养颜护肤的功效。

　　榨汁： 鲜芦荟 50 克，苹果、梨各1 个，榨汁，加适量白糖调和，即可饮用。每天 2 次，可缓解便秘。

养生滋补方

延缓衰老 西芹烧芦荟

材料：西芹 200 克，鲜芦荟、油、酱油各适量。

做法：将西芹洗净，切成块，放入油锅里烧熟，待用；将芦荟叶肉煮出汁水，放入锅内，与西芹烧干，加酱油适量调味，放入盘中即可。

保护皮肤 芦荟菊花茶

材料：鲜芦荟 30 克，菊花 3 克，红茶 1包，蜂蜜适量。

做法：芦荟去皮取出白肉，和菊花一起放入锅中，倒入适量水，用小火慢煮，待水沸后倒入杯中，放入红茶包，调入蜂蜜即可。每天当茶饮用。

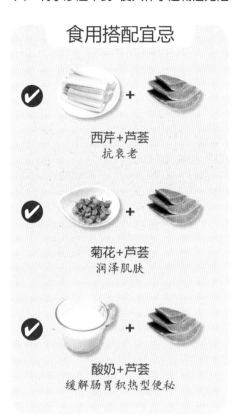

食用搭配宜忌

✓ 西芹+芦荟
抗衰老

✓ 菊花+芦荟
润泽肌肤

✓ 酸奶+芦荟
缓解肠胃积热型便秘

调理肠胃积热型便秘 芦荟酸奶

材料：鲜芦荟 50 克，白糖、酸奶适量。

做法：先将芦荟切段，取出胶质，将透明的芦荟胶质切丁，放在开水中煮 5 分钟，放一点白糖。芦荟煮好后捞出，用冷水浸泡一下，放入碗中，浇上酸奶拌匀即可。

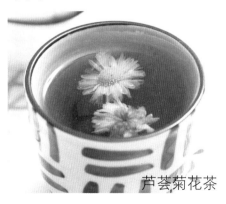

芦荟菊花茶

辨

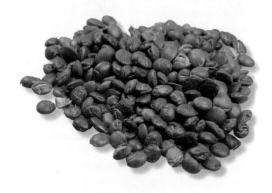

酸枣仁

Suan Zao Ren

养肝宁心，安神敛汗

⊙酸枣仁是植物酸枣的干燥成熟种子。酸枣仁的功效始载于汉代的《神农本草经》："主烦心不得眠。"

别名：酸枣子、山枣仁、刺实

性味：性平，味甘、酸

归经：归心、肝、胆经

功效：养心安神、敛汗生津、镇痛降压等

药典摘要："酸枣仁敛气安神，荣筋养髓，和胃运脾。"——《本草汇言》

【分辨产地】

主产于河北、山西、陕西各省

【分辨形状】

炒酸枣仁，表面颜色较深，选购时可挑选无壳无核者

【分辨体质】

适宜体质：阴虚体质

不宜体质：实热体质

【分辨人群】

适用人群：用于虚烦失眠、惊悸、烦渴、虚汗等人群

不宜人群：有滑泄症状者、孕妇

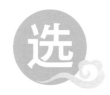

选

【选购标准】

选购酸枣仁以粒大、饱满、有光泽、外皮红棕色、种仁色黄白者为佳。

【保存窍门】

酸枣仁放久之后会吸收湿气，一经阳光照射便会变为暗红色，使质量受损。所以保存酸枣仁时，应将其放置在阴凉通风处，以防发霉与虫蛀。

推荐养生用量：10~15克

【家庭常用补益方法】

泡茶： 酸枣仁、茯神各 10 克，甜菊叶 2 片，将三种药物以 500 毫升的水煮沸，去渣取汁。药汁趁热冲泡红茶饮服。有益阴敛汗的功效。

煮粥： 酸枣仁、桂圆肉、玉竹各 12 克，茯苓 8 克，大米 100 克，冰糖适量。酸枣仁、玉竹、桂圆洗净，和茯苓一起放进锅中，加水煎取浓汁，去渣。大米淘洗后放进锅内，加水适量，煮为稀粥，加入冰糖，放入药汁，再煮片刻即可。有养心安神的功效。

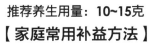

养生滋补方

养心安神，滋阴 酸枣仁炖排骨

材料：酸枣仁 10 克，百合 15 克，排骨 200 克，盐适量。

做法：酸枣仁用刀背压碎；百合洗净，用温水浸泡大约 10 分钟。排骨洗净，氽烫去血水，放进锅中，加入百合、酸枣仁后，再加入 700 毫升的水，煮至汤浓，加盐调味即可，有安神滋阴的功效。

健脾益气，养心血 酸枣仁大枣粥

材料：酸枣仁 10 克，大枣 15 克，大米 100 克，红糖适量。

做法：先煎酸枣仁、大枣，去渣取汁，再同大米一起煮粥，粥成后放入红糖，稍煮即可。

食用搭配宜忌

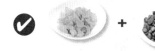

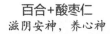

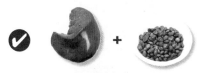

百合+酸枣仁
滋阴安神，养心神

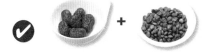

猪肝+酸枣仁
补血安神

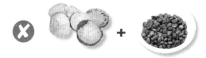

大枣+酸枣仁
健脾补血

防己+酸枣仁
影响药效

酸枣仁大枣粥

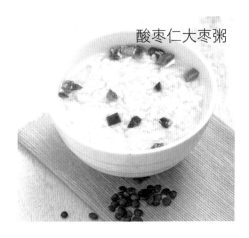

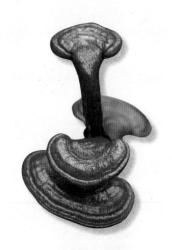

灵芝

Ling Zhi

补气安神，延缓衰老

⊙灵芝，自古以来就被认为是吉祥、富贵、美好、长寿的象征，有"仙草""瑞草"的称谓。长期以来一直被视为滋补强壮、固本扶正的珍贵中草药。

别名：灵芝草、苏苓、瑞草

性味：性平，味甘

归经：归心、肝、肺、肾经

功效：滋补强壮、固本扶正、养气安神、美容抗衰老、抵抗肿瘤、增强免疫力

药典摘要："赤芝，味苦平。主胸中结，益心气，补中，增慧智，不忘。久食，轻身不老。"——《神农本草经》

【分辨产地】

主产于江西、浙江、山东、安徽、福建

【分辨形状】

灵芝呈伞形，切面平，由白至淡棕色

【分辨体质】

适宜体质：气虚体质

不宜体质：过敏体质

【分辨人群】

适用人群：心神不宁、失眠心悸、肺虚咳喘、虚劳短气、不思饮食者

不宜人群：顽固性皮肤瘙痒者、有外感病者（感冒发烧）

【选购标准】

好灵芝四大特征

选购灵芝以菌盖个大、菌柄长、质坚实、光泽如漆者为佳。

怎样鉴别被煎煮过的灵芝

如果菌盖表面没有孢子粉末，并见有条纹明显的"脱落露白"现象，可能已被煎煮过，不宜购买。

【保存窍门】

可自然晾干或烘干，然后用密封的袋子包装，放在干燥阴凉处保存。

用

推荐养生用量：6~12克

【家庭常用补益方法】

泡茶：将灵芝剪成碎块，放在茶杯内，用开水冲泡后当茶喝，一般成人一天用量10~15克，可连续冲泡5次以上。有提高免疫力，耐生氧、抗疲劳的作用。

泡酒：将灵芝剪碎，放入白酒瓶中密封浸泡。三天后，白酒变成棕红色时即可喝，还可加入冰糖或蜂蜜。有健脑益寿的作用。

炖汤：灵芝5克，莲子、百合各20克，瘦肉200克。将所有材料放进锅内，加水煮汤，食用时加盐调味即可。有健脾安神的功效。

◄ 养生滋补方 ►

补血益精 鹌鹑蛋灵芝汤

材料：鹌鹑蛋10个，灵芝12克，大枣10枚，白糖适量。

做法：将灵芝洗净，切作细块；大枣去核洗净；鹌鹑蛋煮熟，去壳。将全部材料放进锅内，加适量清水，大火煮沸后，小火煮至灵芝有味，加白糖，再煮沸。

鹌鹑蛋灵芝汤

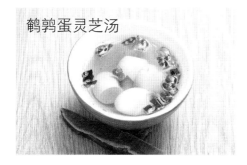

食用搭配宜忌

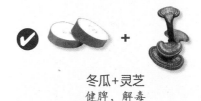

冬瓜+灵芝
健脾，解毒

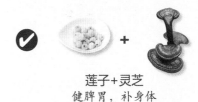

莲子+灵芝
健脾胃，补身体

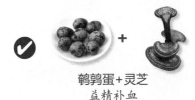

鹌鹑蛋+灵芝
益精补血

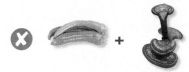

辣椒+灵芝
影响药效

中药典故

"灵芝"一词，最早见于东汉张衡的《西京赋》："浸石菌于重涯，濯灵芝以朱柯。"但早在远古神话和先秦典籍中，就有许多关于灵芝的记述。

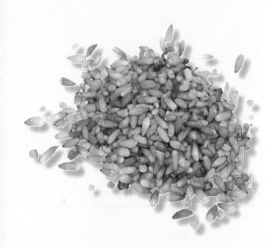

柏子仁
Bai Zi Ren

养心安神，润肠通便

⊙柏子仁，为柏科常绿植物侧柏的种仁。远在《神农本草经》中就被列作上品，说它能治疗"心腹寒热，邪结气聚，四肢酸痛湿痹。久服安五脏，轻身延年"。《名医别录》还称其"补中，益肝气，坚筋骨，助阴气，能令人肥健"。

别名： 柏仁、柏子、柏实、侧柏仁
性味： 性平，味甘
归经： 归心、肾、大肠经
功效： 养心安神、润肠通便
药典摘要： "柏子仁香气透心，体润滋血。"——《药品化义》

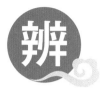

【分辨产地】
　　主产于山东、河南等地

【分辨形状】
　　柏子仁呈长卵形，为淡黄色或黄棕色，质地软，触摸有油润感

【分辨体质】
　　适宜体质： 阴虚体质
　　不宜体质： 实热体质

【分辨人群】
　　适用人群： 阴血不足、虚烦失眠、心悸怔忡、肠燥便秘、阴虚盗汗者
　　不宜人群： 痰多、肺气上浮咳嗽、胃虚欲吐者；大便溏薄者

【选购标准】
　　柏子仁以粒大饱满、颜色黄白、油润肥厚者为佳。

【保存窍门】
　　柏子仁宜放置在阴凉干燥处，宜在30℃以下保存，要防蛀、防热、防霉、防泛油变色。

推荐养生用量：**10~20克**

【家庭常用补益方法】

泡茶： 黑芝麻20克，核桃仁25克，柏子仁20克。几物洗净捣烂，加适量蜂蜜拌匀，每天早晚空腹服完。可有效调理脱发。

煮粥： 柏子仁20克，大米100克，蜂蜜适量。柏子仁去除皮壳杂质，捣烂后，与大米一起下锅煮粥。粥将煮成时，加入适量蜂蜜拌匀。有养心安神的功效。

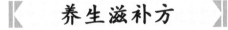

养生滋补方

增强听力，治耳鸣 柏子仁黑豆饮

材料：柏子仁5克，黑豆20克，酸枣仁5克。

做法：将上述药物，用水煎煮至黑豆熟烂后服用，早晚各1次。

养心安神，调理心慌、失眠 柏子仁猪心汤

材料：柏子仁10克，猪心1个，盐、料酒各适量。

做法：所有材料加适量的水，用小火煮至猪心熟烂，喝汤吃猪心。

舒肝解郁，调失眠 柏子仁合欢茶

材料：合欢花5克，柏子仁10克。

做法：将柏子仁、合欢花放到茶杯中，用沸水冲泡，加盖闷10分钟，每天当茶饮用。

食用搭配宜忌

 +

黑豆+柏子仁
调理耳鸣

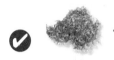 +

猪心+柏子仁
养心安神

 +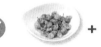

合欢花+柏子仁
舒肝化郁，催眠

菊花+柏子仁
降低药效

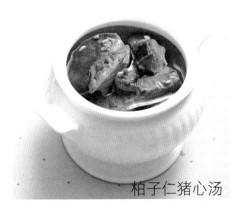

柏子仁猪心汤

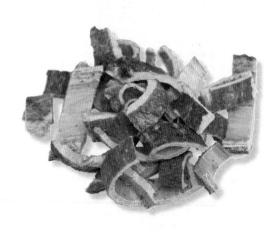

合欢皮

He Huan Pi

安神解郁，活血消肿

⊙合欢皮为豆科植物合欢的干燥树皮，呈卷曲筒状或半筒状，有解郁、和血、宁心、消痈肿之功。

别名： 合昏皮、夜台皮、合欢木皮

性味： 性平，味甘

归经： 归心、肝、肺经

功效： 解郁安神、活血消肿、健脑、滋阴壮阳

药典摘要： "合欢，味甘平。主安五脏，利心志，令人欢乐无忧。" ——《神农本草经》

【分辨产地】

主产于湖北、江苏、浙江、安徽等地，湖北产量最大

【分辨形状】

呈弯曲的丝或块片状。外表面灰棕色至灰褐色，稍有纵横纹，密生明显的椭圆形横向皮孔

【分辨体质】

适宜体质： 气郁体质

【分辨人群】

适用人群： 心神不安、忧郁失眠、疮肿、跌扑伤痛者

不宜人群： 溃疡病及胃炎患者、流汗不止、虚烦不眠者

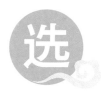

【选购标准】

合欢皮主要特征有四：一是树皮呈单卷状或槽状，灰褐色或灰绿色相间；二是皮具纵棱及分枝疤痕，密具点状或横向皮孔；三是内面黄白色具纵纹，断面纤维状或层片状；四是气微香，味微涩，嚼之有刺舌感。

【保存窍门】

合欢皮应放在干燥阴凉处保存。

用

推荐养生用量：5~10克

【家庭常用补益方法】

水煎： 合欢皮、酸枣仁各5克，五味子、桂圆肉各10克，水煎当茶饮用，可治失眠。

泡茶： 合欢皮5克，淫羊藿15克，生晒参5克。用水煎煮以上药材，去渣取汁饮用。治疗失眠多梦、健忘等。

泡酒： 合欢皮100克，掰碎，泡于500毫升黄酒中，密闭放置在阴凉处，每天摇动1~2次，14天后开封过滤即可，每次饮服15~20毫升，可以消肿止痛。

食用搭配宜忌

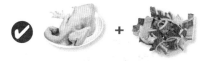

母鸡+合欢皮
疏肝解郁

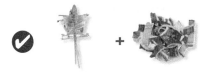

蛤蚧+合欢皮
滋阴壮阳

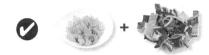

百合+合欢皮
疏肝解郁，宁心

养生滋补方

疏肝解郁，养心 合欢皮母鸡汤

材料：合欢皮12克，母鸡1只，菊花10克，生姜5克，葱、盐各适量。

做法：先放合欢皮垫底，再放母鸡、生姜、葱，最后放菊花，隔水炖两个小时，加盐调味即可。

宁心解郁 合欢皮百合瘦肉汤

材料：合欢皮、百合各10克，白茯苓12克，郁金10克，猪瘦肉120克，浮小麦、黄花菜各20克，去核大枣20克。

做法：将所有材料放入锅中，加清水熬煮，肉熟时加盐调味。

滋阴壮阳 合欢皮蛤蚧粉

材料：合欢皮10克，蛤蚧粉5克。

做法：将合欢皮煎水，再加入蛤蚧粉冲服，每日2次。

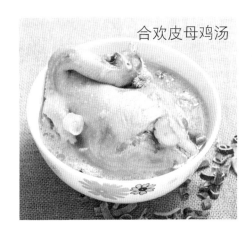

合欢皮母鸡汤

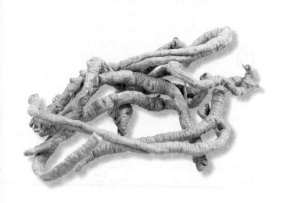

远志

Yuan Zhi

安神益智，祛湿化痰

⊙远志是金牛草的根，《神农本草经》记载：远志主咳逆伤中，补不足，除邪气，利九窍，益智慧，耳目聪明，不忘，强志倍力。

别名： 小草根皮、小鸡腿、细叶远志

性味： 性温，味苦、辛

归经： 归心、肾、肺经

功效： 安神益智、交通心肾、祛痰、消肿

药典摘要： 远志"定心气，止惊悸，益精，去心下膈气、皮肤中热、面目黄"。——《别录》

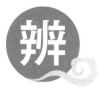

【分辨产地】

我国东北、华北、西北及山东、江苏、安徽、江西等地区均产

【分辨形状】

远志外皮为灰黄色或灰棕色，呈圆柱形段状，表面纵纹交错

【分辨体质】

适宜体质： 气虚体质

不宜体质： 痰湿体质

【分辨人群】

适用人群： 用于心肾不交引起的失眠多梦、健忘惊悸、神志恍惚、咳痰、乳房肿痛者

不宜人群： 有实火或痰热者、有溃疡或胃炎者

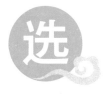

【选购标准】

选购远志，以根粗壮、皮厚者为佳。

【保存窍门】

远志宜放置在干燥、通风处保存为宜。

推荐养生用量：3~10克

【家庭常用补益方法】

　　水煎：远志 8 克，茯苓、柏子仁、蜜枣仁各 10 克，水煎服。可调理失眠。

　　炖服：远志 8 克，绿心豆 30 克，放入洗净的猪心内，水炖服。可调理心悸。

　　煮粥：桂圆肉、枸杞子各 10 克，远志、枣仁各 3 克，当归 5 克，白糖适量。将除白糖外的所有材料都放入锅中，加入适量水，小火煮至汤汁变浓，放入白糖即可。可养心、补肾、安神。

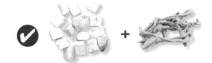

茯苓+远志
改善心悸、失眠

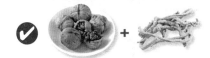

核桃+远志
增强记忆力

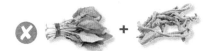

菠菜+远志
影响药效

◀ 养生滋补方 ▶

改善失眠，缓解心悸 远志茯苓炖猪心

材料：远志 5 克，酸枣仁、茯苓各 16 克，猪心 1 个。

做法：猪心切成两半，洗净，与洗干净的酸枣仁、茯苓、远志一起入锅，加适量水，用大火烧开后将浮沫撇去，改小火炖至猪心熟透后，加盐调味即可。

增强记忆 核桃远志饮

材料：远志 9 克，核桃肉 12 克，西洋参 10 克。

做法：将上述药物，水煎服用。

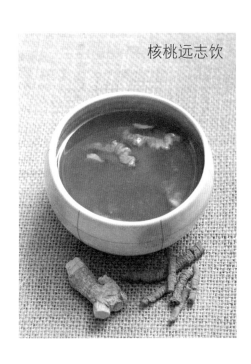

核桃远志饮

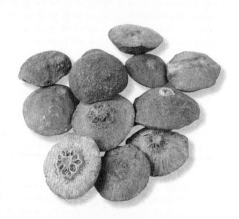

枳实

Zhi Shi

消积破气，化痰散痞

⊙枳实为芸香科植物酸橙及其栽培变种或甜橙的干燥幼果，枳实属理气中药，有破气消积、化痰除痞的功效。枳实的提取物还有抗炎的功能。

别名： 鹅眼枳实
性味： 性微寒，味苦、辛、酸
归经： 归脾、胃经
功效： 消积破气，化痰散痞
药典摘要： 枳实"能利气，气下则痰喘止，气行则痰满消，气通则痛刺止，气利则后重除"。——《本草纲目》

【分辨产地】

主产于四川、江西、福建等地，江西所产为佳

【分辨形状】

为不规则弧状条形或圆形薄片；切面外果皮黑绿色至暗棕色，中果皮部分黄白色至黄棕色

【分辨体质】

适宜体质： 气郁、痰湿体质
不宜体质： 气虚体质

【分辨人群】

适用人群： 积滞内停、痞满胀痛、大便秘结、泻痢后重、胃下垂、子宫脱垂、脱肛等患者
不宜人群： 脾胃虚弱、体虚久病者及孕妇

【选购标准】

选购枳实，以质坚硬、气清香者为佳。

【保存窍门】

枳实宜放置在阴凉干燥处保存，防热，防蛀。

食用搭配宜忌

推荐养生用量：3~10克

【家庭常用补益方法】

冲服：将炒枳实与炒白术、炒神曲磨成粉一起用水冲服，可治呕吐。

煮粥：将枳实与米一起煮粥食用，具有行气消痰的作用。

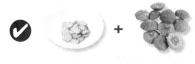

白芍+枳实
疏肝解郁

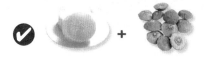

萝卜+枳实
顺气通便

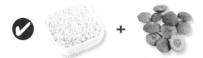

粳米+枳实
行气化痰

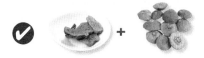

白术+枳实
健胃消食

▶ 养生滋补方 ◀

疏肝气，散郁热 枳实白芍茶

材料：生白芍25克，生甘草15克，枳实10克。

做法：将生白芍、生甘草、枳实放入砂锅中，加入2碗清水，煎成大半碗，分早晚2次服用，每日1剂。

顺气润肠 油焖枳实萝卜

材料：枳实10克，白萝卜100克，虾米10克，猪油、葱、姜丝、盐各适量。

做法：将枳实洗净，放入砂锅中，加适量清水，浸泡5~10分钟后，水煎取汁，备用；萝卜洗净，切成块。锅置火上，加入猪油，烧至六成热放入萝卜煸炒片刻，然后加入虾米、浇上药汁，爆炒至极烂，最后加入葱、姜丝、盐调味即可。

缓解呕吐 白术枳实茶

材料：炒白术50克，炒枳实30克，炒神曲30克。

做法：将药打成粗粉，每次取20克，用纱布包好，放进杯中，用适量沸水冲泡，盖上盖子闷15分钟，当茶饮用。

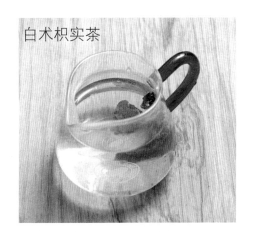

白术枳实茶

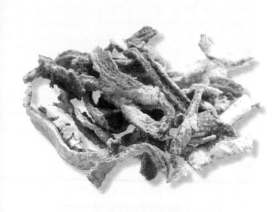

陈皮
Chen Pi

燥湿化痰，理气健脾

⊙陈皮为橘的干燥果皮。橘皮以贮藏的时间越久越好，所以称"陈皮"。陈皮是一味常用中药，具有健脾、燥湿化痰、降逆的功效。

别名：红皮、橘皮、贵老

性味：性温，味辛、苦

归经：归脾、肺经

功效：理气健脾、燥湿化痰、解腻留香、降逆止呕等

药典摘要：陈皮"下气，止呕"。——《名医别录》

【分辨产地】

广东地区所产品质最好

【分辨形状】

内表面为淡黄白色，粗糙，有筋络状维管束

【分辨体质】

适宜体质：痰湿体质

不宜体质：阴虚体质

【分辨人群】

适用人群：脾胃气滞、脘腹胀满、消化不良、食欲缺乏、咳嗽多痰、脂肪肝、急性乳腺炎患者

不宜人群：阴虚燥咳、吐血及内有实热者

【选购标准】

选购陈皮，以皮薄而大、色红、香气浓郁者为佳。

【保存窍门】

陈皮宜密闭并放置在干燥处保存，防蛀、防霉。

推荐养生用量：5~10克

【家庭常用补益方法】

煎服：取陈皮1块与红枣3枚一起用水煎服，每日1次，对虚寒呕吐有一定的功效。

煲汤、煮粥：煲汤或煮粥时放几片陈皮，不仅能改善味道，还能起到缓解胃部不适、调理咳嗽痰多的作用。

泡澡：将陈皮装入纱布口袋，放在洗浴水中浸泡一会儿，然后洗浴，可使浴水清香诱人，出浴后心情舒畅，精神倍增，皮肤也有滑润、舒适感。

◀ 养生滋补方 ▶

开胃驱寒 陈皮生姜水

材料：生姜、陈皮各10克。

做法：生姜和陈皮放入锅内，放适量水烧开，煎制10分钟即可。

行气消食 山楂皮芽粥

材料：大米100克，麦芽30克，山楂15克，陈皮5克。

做法：麦芽、陈皮洗净；大米淘洗干净，用水浸泡30分钟；山楂洗净，去籽，切块。锅中加水烧开，放入麦芽、陈皮大火煮30分钟，放入大米煮开，加入山楂块，小火熬煮成粥即可。

食用搭配宜忌

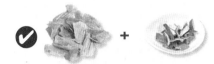

鸡内金+陈皮
健脾消食

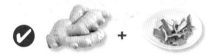

生姜+陈皮
健脾开胃，制酸止痛

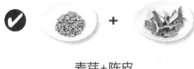

麦芽+陈皮
行气消食

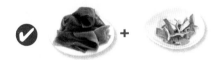

海带+陈皮
补气安神，清热利水

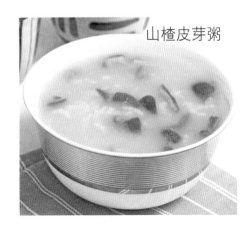

山楂皮芽粥

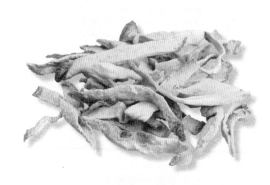

佛手

Fo Shou

疏肝理气，和胃止痛

⊙佛手被称为"果中之仙品，世上之奇卉"，雅称"金佛手"，不仅有较高的观赏价值，还具有珍贵的药用价值。

别名：五指橘、佛手柑、九爪木

性味：性温，味辛、苦、酸

归经：归肝、脾、胃、肺经

功效：疏肝理气，和胃止痛，燥湿化痰

药典摘要：佛手"治气舒肝，和胃化痰，破积"。——《本草再新》

【分辨产地】

主产于四川、广东等地

【分辨形状】

佛手为淡黄白色，皱缩而蜷曲，气香

【分辨体质】

适宜体质：气郁体质

不宜体质：阴虚体质

【分辨人群】

适用人群：肝胃气滞、胸胁胀痛、胃脘痞满、食少呕吐等患者

不宜人群：阴虚火旺、气虚或无气滞者慎用

【选购标准】

选购佛手，以片大、皮黄肉白，香气浓郁者为佳。

【保存窍门】

佛手宜放置在阴凉干燥处，防霉，防蛀。

食用搭配宜忌

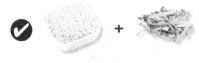

粳米+佛手
疏肝止痛

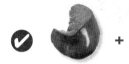

猪肝+佛手
疏肝理气

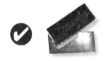

阿胶+佛手
补血安神

推荐养生用量：3~15克

【家庭常用补益方法】

煎服：取佛手 15 克、广藿香 9 克、姜皮 3 克，用水煎服，具有调治哮喘的功效。

泡酒：将佛手 30 克洗净，清水润透，切成丁，放瓶中，加低度白酒 500 毫升，浸泡 10 日后即可饮用，可以用来调理慢性胃炎。

煮粥、煲汤：煮粥或煲汤时放些佛手，具有疏肝理气的作用。

养生滋补方

行气，疏肝，养胃 佛手粳米粥

材料：佛手 15 克，粳米 100 克，冰糖适量。
做法：将新鲜佛手切成片，装入洁净的纱布袋中，扎紧口；粳米淘洗干净。锅置火上，放入适量清水，然后加入粳米，大火煮开转小火煮至粥八成熟时，放入纱布袋，再煮约 15 分钟，放入冰糖溶化调匀，拣去纱布袋，温热适量食用，每日 2 次。

和胃化痰 扁豆佛手粥

材料：扁豆 80 克，佛手 15 克，粳米 80 克。
做法：将佛手洗净，加适量清水煎取汁。将佛手与扁豆、粳米一起放入锅中，加适量水煮粥服食。

疏肝理气 佛手猪肝汤

材料：合欢花 12 克，佛手 10 克，猪肝 150 克，姜 5 克，盐 3 克。
做法：将合欢花、佛手置砂锅中煎煮，煮沸约 20 分钟后，去渣取汁；将猪肝洗净、切片，加姜末、盐等拌匀，略腌片刻。将猪肝倒入煮沸的药汁中，再煮 1~2 沸即可，每 2 日 1 剂，分次食用。

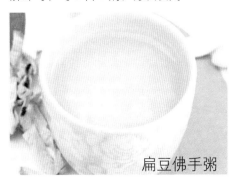

扁豆佛手粥

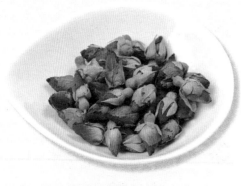

玫瑰花

Mei Gui Hua

理气解郁,和血散瘀

⊙玫瑰花,为蔷薇科植物玫瑰的干燥花蕾。明代卢和在《食物本草》中说:"玫瑰花食之芳香甘美,令人神爽。"玫瑰花含有多种微量元素,维生素C含量高,玫瑰花可制作各种茶点,如玫瑰糖、玫瑰糕、玫瑰茶、玫瑰酒、玫瑰酱菜、玫瑰膏等。

别名:笔头花、湖花、徘徊花

性味:性温,味甘、微苦

归经:归肝、脾经

功效:利气行血、强肝养胃、活血调经、润肠通便、解郁安神等

药典摘要:玫瑰花"和气行血,理气,治风痹、噤口痢、乳痈、肿毒初起、肝胃气痛"。——《纲目拾遗》

【分辨产地】

玫瑰花的主要产地在中国有两处:一是山东临沂,以冬季玫瑰为主;二是春城昆明

【分辨形状】

玫瑰花呈不规则团状,花瓣多皱缩,呈紫红色

【分辨体质】

适宜体质:气郁体质

不宜体质:阴虚体质

【分辨人群】

适用人群:皮肤粗糙、贫血患者、体质虚弱者

不宜人群:阴虚有火者、孕妇等

【选购标准】

选购玫瑰花以花蕾大、完整,瓣厚,色紫鲜,不露蕊,香气浓者为佳。

【保存窍门】

玫瑰花保存,宜避光、防潮,放置在阴凉干燥处。

推荐养生用量：3~15克

【家庭常用补益方法】

泡茶：取 8~10 克的玫瑰花，用开水冲泡 3~5 分钟即可饮用，有美容、调经的作用。

泡酒：用玫瑰花泡酒，舒筋活血，可治关节疼痛。

煮粥、甜品：目前也有不少粥品以玫瑰花做原料或辅料，有很好的营养保健作用。

▶ 养生滋补方 ◀

润肺止咳，美润肤肌 玫瑰鸭梨

材料：玫瑰花 3 朵，鸭梨 4 个，冰糖 100 克。
做法：将玫瑰花掰成瓣状，洗净；将鸭梨洗净，切成块。玫瑰花瓣与鸭梨、冰糖放入锅内，注清水 2000 毫升，大火烧沸，转小火焖煮约半小时即成。

调经止痛 玫瑰薏米豆浆

材料：黄豆 60 克，玫瑰花 10 朵，薏米 30 克，冰糖 10 克。
做法：黄豆用清水浸泡 10~12 小时，洗净；薏米淘洗干净，用清水浸泡 2 小时；玫瑰花洗净。将黄豆、薏米和玫瑰花倒入全自动豆浆机中，加水至上、下水位线之间，煮至豆浆机提示豆浆做好，过滤后加冰糖搅拌至化开即可。

食用搭配宜忌

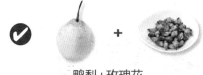

鸭梨+玫瑰花
宣肺，止咳嗽

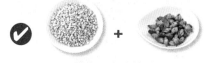

薏米+玫瑰花
调经止痛

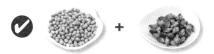

绿豆+玫瑰花
清热解毒

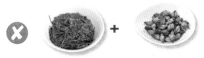

绿茶+玫瑰花
影响药效

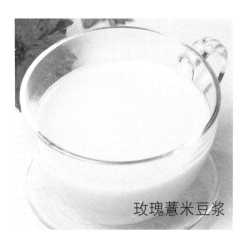

玫瑰薏米豆浆

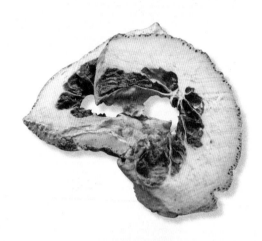

香橼
Xiang Yuan

疏肝解郁，宽中化痰

⊙中药材香橼是植物香橼和同属植物香圆的成熟果实。秋季果实成熟时采收。趁鲜切片，除去种子及瓤，晒干或低温干燥。具有理气宽中，消胀降痰之功效。

别名： 拘橼、枸橼子

性味： 性温，味辛、苦、酸

归经： 归肝、脾、肺经

功效： 疏肝解郁，理气和中，燥湿化痰

药典摘要： 香橼"理上焦之气，止呕逆，进食，健脾"。——《本草通玄》

辨

【分辨产地】

主产于浙江、江苏、广东、广西等地

【分辨形状】

呈丝状或不规则小块。外果皮散有凹入的油点；中果皮黄白色；瓤囊棕色或淡红棕色

【分辨体质】

适宜体质： 痰湿体质

不宜体质： 阴虚体质

【分辨人群】

适用人群： 适用于肝胃气滞、胸胁胀痛、脘腹痞满、痰多咳嗽者

不宜人群： 孕妇气虚者、阴虚血燥者

选

【选购标准】

香橼的突出特点就是香，即使干瘪仍有鲜果的清香。选购时，以个大、皮粗、色墨绿、香气浓者为佳。

【保存窍门】

香橼根据不同炮制方法的分为香橼、炒香橼、麸炒香橼，炮制后贮干燥容器内，炒香橼、麸炒香橼密闭，置阴凉干燥处，防霉，防蛀。

推荐养生用量：3~9克

【家庭常用补益方法】

煎服：香橼9克，陈皮8克，茯苓10克，紫苏子12克，水煎服。可调理咳嗽痰多。

炖汤：香橼2个，黄酒、蜂蜜各适量。香橼去核，切成薄片，加黄酒一同放入砂锅中，煮至熟烂，用蜂蜜拌匀。咳嗽时，取1~2匙服用，可润肺止咳。

养生滋补方

健脾和胃，助消化 香橼花椒粉

材料：陈香橼30克（焙干），花椒、小茴香各12克。

做法：共研细末，每次服3克，每日2次，用温开水饮服。

调理肝郁气滞型甲状腺囊肿 香橼米醋浸海带

材料：香橼8克，海带100克，醋1000毫升。

做法：将香橼皮、海带放在米醋中浸泡7日。

化痰湿,止哮喘 香橼麦芽糖

材料：鲜香橼1~2个，麦芽糖适量。

做法：鲜香橼1~2个，切碎放在有盖的碗中，加入等量的麦芽糖，隔水蒸数小时，以香橼稀烂为度。每服1匙，早晚各1次。

食用搭配宜忌

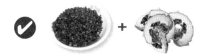

花椒+香橼
健脾胃，助消化

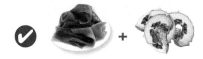

海带+香橼
舒肝解郁

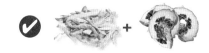

佛手+香橼
舒肝解郁

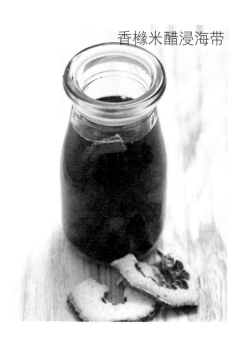

香橼米醋浸海带

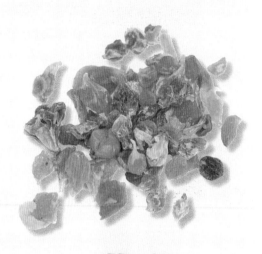

薤白

Xie Bai

通阳散结，行气导滞

⊙薤白为百合科植物小根蒜或薤的鳞茎。北方多在春季，南方多在夏秋间采收。采摘时可连根挖起，除去茎叶及须根，洗净，用沸水煮透，晒干或烘干。

别名： 小根蒜、山蒜、苦蒜、小么蒜、小根菜

性味： 性温，味辛、苦

归经： 归心、肺、胃、大肠经

功效： 温中散结，宽胸通阳，抗菌消炎，健胃祛湿

药典摘要： 薤白"治少阴病厥逆泻痢，及胸痹刺痛，下气散血，安胎。温补助阳道"。——《纲目》

【分辨产地】

主产于黑龙江、吉林、辽宁、河北、江苏、湖北

【分辨形状】

表面黄白色或淡黄棕色，皱缩，半透明

【分辨体质】

适宜体质： 气郁体质

不宜体质： 阴虚体质

【分辨人群】

适用人群： 适用于胸痹心痛、脘腹痞满胀痛、泻痢后重者

不宜人群： 发热病人

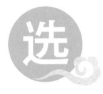

【选购标准】

选购薤白，以个大、饱满、质坚、黄白色、半透明者为佳。

【保存窍门】

薤白宜放置在阴凉干燥处贮藏。

推荐养生用量：5~10克

【家庭常用补益方法】

煎汤： 薤白 12 克，栝楼实 20 克，白酒适量，水煎温服，可调理冠心病气急。

煮粥： 取薤白 10 克，与粳米一起煮粥，可健脾，益气。

养生滋补方

宽胸除痹，治胸痹心痛 薤白煎鸡蛋

材料：鸡蛋 3 颗，薤白 100 克。

做法：将薤白洗净切细，鸡蛋磕入碗内放盐，用竹筷抽打起泡。将平底锅烧热，放入猪油，油热后倒入鸡蛋液，撒上薤白细末，在火上煎 5 分钟，将一面煎成焦黄即成。

宽胸通阳，行气止痛 薤白糯米粥

材料：薤白 25 克，糯米 100 克。

做法：将薤白、糯米洗干净后，入锅煮粥，煮熟后加油盐调味品食用。

健脾益胃，帮助消化 糖醋薤白

材料：薤白 400 克，白糖、白醋各适量。

做法：将薤白洗净，晾干水，置入密封的容器中，加白糖、白醋、浸泡 10 天以后可食用。

食用搭配宜忌

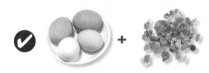

鸡蛋+薤白
宽胸理气

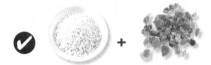

糯米+薤白
行气止痛

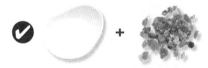

白醋+薤白
健脾，助消化

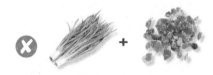

韭菜+薤白
影响功效

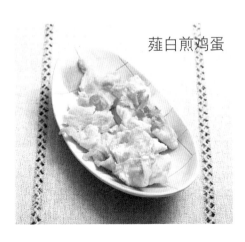

薤白煎鸡蛋

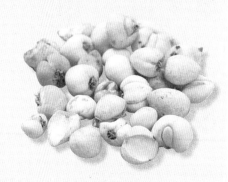

川贝

Chuan Bei

清热润肺，止咳化痰

⊙川贝是一种名贵中药材，应用历史悠久，主要功效为润肺止咳，所以在调治急性气管炎、支气管炎等肺病的中药方剂中都有这味药。

别名： 川贝母、贝母、黄虻、空草
性味： 性微寒，味苦、甘
归经： 归肺、胃二经
功效： 清热化痰、止咳润肺、散结消肿
药典摘要： 川贝"消痰，润心肺……止嗽"。——《本草纲目》

辨

【分辨产地】
　　主产于四川、云南、甘肃等地，四川所产最佳

【分辨形状】
　　底部平，大小相近，相对抱合，质硬而脆的川贝为佳

【分辨体质】
　　适宜体质： 痰热体质
　　不宜体质： 痰湿、虚寒体质

【分辨人群】
　　适用人群： 适宜肺热燥咳、干咳少痰、阴虚劳嗽、咯痰带血、虚劳咳嗽、心胸郁结、肺痿、肺痈、喉痹、乳痈等患者
　　不宜人群： 脾胃虚寒及寒痰、湿痰者不宜或慎服；过敏体质者慎用

选

【选购标准】
　　川贝母以质坚实、色白者为佳。

【保存窍门】
　　川贝母宜放置在干燥处，要防霉、防蛀。

推荐养生用量：5~10克

【家庭常用补益方法】

研末：将川贝研成粉末，每次取5~10克，加入适量冰糖，用开水冲服，具有清热润肺的功效。

炖服：将川贝与梨、冰糖一起炖后服用，具有滋养肺阴的功效。

烹饪：在煮粥、煲汤或炖肉时放些川贝，具有化痰止咳的作用。

养生滋补方

润肺止咳 川贝雪梨汤

材料：雪梨 1 只，川贝 3 克，冰糖适量。

做法：将梨洗净，靠柄部横断切开，挖空去核。放入川贝、冰糖。再将梨拼好，放入碗中，隔水蒸 30 分钟左右。

清热化痰，平喘 芦根川贝粥

材料：鲜芦根 90 克，川贝 9 克，竹茹12 克，粳米 100 克，冰糖适量。

做法：鲜芦根、川贝、竹茹洗净，水煎，滤汁去渣；粳米淘洗干净。将药汁与粳米一起放入锅中，加适量清水，用大火煮沸，转小火熬煮成稀粥，加入冰糖熬煮至溶化即可。

清热润肺，止咳 川贝蜂蜜饮

材料：川贝 6 克，蜂蜜 20 克。

做法：将川贝打碎，加蜂蜜隔水炖熟即可。

食用搭配宜忌

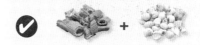

雪梨+川贝
润肺止咳

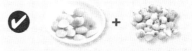

芦根+川贝
止咳，清热，化痰

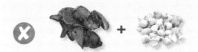

杏仁+川贝
养阴生津

乌头+川贝
"十八反"药性相反

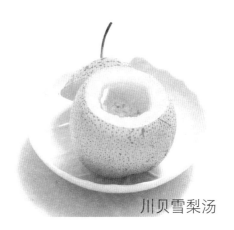

川贝雪梨汤

179

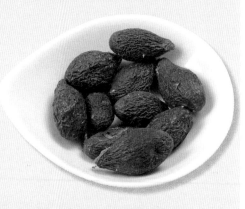

胖大海
Pang Da Hai

利咽解毒，润肠通便

⊙胖大海是梧桐科木本植物胖大海的成熟种子，现代药理研究发现，胖大海有一定毒性，不适合长期服用。

别名： 大海、大洞果、大发、通大海
性味： 性寒，味甘
归经： 归肺、大肠经
功效： 清热润肺、利咽解毒、润肠通便
药典摘要： 胖大海"治火闭痘，并治一切热证劳伤吐衄下血，干咳无痰，骨蒸内热，三焦火症"。——《纲目拾遗》

辨

【分辨产地】

主产于越南、泰国、印度尼西亚及马来西亚，越南所产品质最佳

【分辨形状】

胖大海表面有不规则的干缩皱纹，泡在水中会膨胀

【分辨体质】

适宜体质： 痰湿体质
不宜体质： 寒湿体质

【分辨人群】

适用人群： 适宜肺热声哑、干咳无痰、咽喉干痛、热结便闭、头痛目赤等患者

不宜人群： 风寒感冒引起的咳嗽、咽喉肿痛者；脾胃虚寒，便溏者

选

【选购标准】

优质胖大海的四个特征

优质胖大海以个大、棕色、表面皱纹细、不碎裂者为佳。

如何辨别伪劣胖大海

胖大海伪品的形状较胖大海更圆，近似球形，入水后膨胀较慢，体积也较小，购买时需注意鉴别。

【保存窍门】

胖大海宜放置在干燥处，要注意防霉、防蛀。

食用搭配宜忌

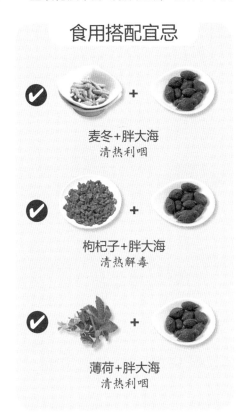

✓ 麦冬+胖大海
清热利咽

✓ 枸杞子+胖大海
清热解毒

✓ 薄荷+胖大海
清热利咽

推荐养生用量：2~3枚（胖大海有小毒，不宜多服，不宜长期服用；极少数人对胖大海会产生过敏反应，服用前请遵医嘱）

【家庭常用补益方法】

泡水：取胖大海 1~2 枚，用开水泡开后饮用，有良好的清热利咽功效。

养生滋补方

生津清咽，润肺 胖大海麦冬茶

材料：胖大海 1 枚，麦冬 5 粒，金莲花 3 朵，生甘草 1 片。

做法：将胖大海、麦冬、金莲花、生甘草洗净，放入杯中，用沸水冲泡，代茶饮，一日 2 次。

清热解毒，化痰 胖大海杞子羹

材料：胖大海 3 枚，枸杞子 10 克，青豆 10 克，冰糖适量。

做法：将胖大海用沸水浸泡，闷 30 分钟后捞出，原汁备用，胖大海除去皮核，再用清水漂洗一遍，倒入汤碗内，用原汁泡上。枸杞子洗净后，用温水泡发。锅置火上，放入清水 500 克，加入冰糖煮沸溶化后，倒入胖大海和枸杞子烧开，撇去泡沫，盛入碗中，撒上青豆即可。

开肺气、清肺热，利咽消肿 胖大海薄荷茶

材料：胖大海 2 枚，薄荷叶干品 3 克。

做法：将胖大海、薄荷叶一起放入杯中，倒入沸水，盖盖子闷泡约 8 分钟后饮用。

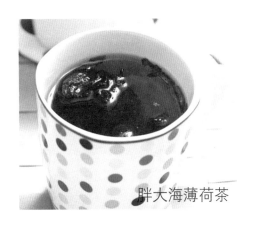

胖大海薄荷茶

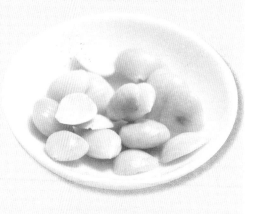

苦杏仁

Ku Xing Ren

止咳平喘，润肠通便

⊙杏仁分为甜杏仁及苦杏仁两种。苦杏仁具有降气、平喘止咳、润肠通便的功效。现代研究表明，苦杏仁所含成分能够防癌抗癌，能分解人体的致癌物。

别名： 杏子、杏梅仁、木落子

性味： 性微温，味苦，有小毒

归经： 归肺、大肠经

功效： 降气、止咳平喘、润肠通便、美容

药典摘要： 苦杏仁"润肺，清积食，散滞"。——《本草纲目》

【分辨产地】

主产于华北、东北、西北等地

【分辨形状】

苦杏仁呈扁平状，卵形，一头圆一头尖，外有褐色薄皮

【分辨体质】

适宜体质： 痰湿体质

不宜体质： 阴虚体质

【分辨人群】

适用人群： 适宜咳嗽气喘、痰多、血虚津枯、肠燥便秘等患者

不宜人群： 肺结核、支气管炎、慢性肠炎、干咳无痰等人群

【选购标准】

苦杏仁表面呈黄棕色至深棕色，一端尖，另一端钝圆、肥厚，左右不对称。尖端一侧有短线形种脐，圆端合点处向上具有多条深棕色的脉纹。

【保存窍门】

苦杏仁可存放在冰箱里，要密实封装，防止受潮或结冰而引起霉变。

推荐养生用量：3~10克

【家庭常用补益方法】

研末：将陈皮、苦杏仁与等量的冰糖分别研碎，混合均匀，早晚各服 10 克，可用于调理急性支气管炎。

煎服：将桃仁、杏仁各 10 克，柏子仁、松子仁、郁李仁各 5 克，陈皮 20 克，用水煎服，具有润燥通便的功效。

▶ 养生滋补方 ◀

祛湿化痰 薏米杏仁粥

材料：薏米 30 克，杏仁 10 克，冰糖适量。

做法：杏仁洗净去皮；薏米淘洗干净，浸泡 2 小时。锅置火上，加入适量清水，大火煮开，然后加入薏米、杏仁煮开，转小火煮至熟，加入冰糖煮至化开即可。

润肠通便 萝卜杏仁汤

材料：白萝卜、胡萝卜各 100 克，猪瘦肉 50 克，杏仁 10 克，蜜枣 10 克，盐 4 克，鸡精、香油各适量。

做法：白萝卜、胡萝卜均洗净，切块；猪瘦肉洗净，切块；杏仁、蜜枣均洗净。将萝卜块、杏仁、猪瘦肉块、蜜枣一起放入汤锅中，加适量清水，大火煮沸后转小火煲 30 分钟，加盐、鸡精调味，淋入香油即可。

食用搭配宜忌

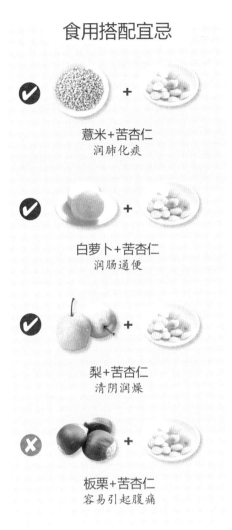

✓ 薏米+苦杏仁
润肺化痰

✓ 白萝卜+苦杏仁
润肠通便

✓ 梨+苦杏仁
清阴润燥

✗ 板栗+苦杏仁
容易引起腹痛

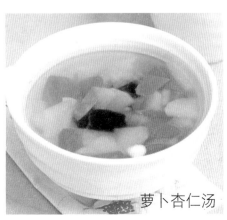

萝卜杏仁汤

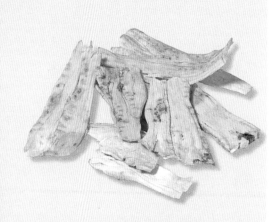

桔梗

Ju Geng

润肺止咳，祛痰排脓

⊙桔梗，为双子叶植物桔梗科桔梗的根。桔梗具有宣肺、利咽、化痰、排脓的功效。

别名： 铃铛花、六角荷、白药、粳草
性味： 性微温，味苦、辛
归经： 归肺经
功效： 宣肺利咽、化痰、通二便，降血糖、抗炎等
药典摘要： 桔梗"利五脏肠胃，补血气，除寒热、风痹，温中消谷，疗喉咽痛"。——《别录》

【分辨产地】

主产于安徽、山东、江苏

【分辨形状】

桔梗呈白色或淡黄白色，有棕色光泽，周边有皱纹

【分辨体质】

适宜体质： 痰湿体质
不宜体质： 阴虚体质

【分辨人群】

适用人群： 用于咳嗽痰多、胸闷不畅、咽痛、音哑者
不宜人群： 阴虚久咳、气逆及咯血者；胃及十二指肠溃疡者

【选购标准】

选购桔梗，以条粗均匀、坚实、洁白、味苦者为佳。条不均匀，折断中空，色灰白者质量较次。

【保存窍门】

桔梗宜放置在通风干燥处保存，防虫蛀。

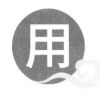

推荐养生用量：3~9克

【家庭常用补益方法】

泡茶：生姜 12 克，杏仁 12 克，桔梗 9 克，葱段适量。前三味中药加清水煮 20 分钟后，下葱段再煮一会儿，加糖饮用，可调理咳嗽。

炖汤：冬瓜 100 克，杏仁 10 克，桔梗 8 克，甘草 5 克，盐、大蒜、葱、酱油、味精各适量。冬瓜洗净，切块，放进锅中，加入油、盐煸炒后，再添适量清水，然后放入杏仁、桔梗、甘草一起煎煮，熟后，用大蒜等调料调味即可。具有疏风清热，宣肺止咳功效。

◄ 养生滋补方 ►

润肺止咳 桔梗粳米粥

材料：鲜桔梗 40 克，粳米 50 克，冰糖 10 克。

做法：将鲜桔梗洗净，切细；粳米淘洗干净，用冷水浸泡半小时，捞出，沥干水分。取锅加入冷水、桔梗、粳米，先用旺火煮沸，再改用小火熬煮，至粥将熟时，加入冰糖，煮几滚即可。

调理糖尿病口渴 桔梗三丝

材料：桔梗 100 克，黄瓜、胡萝卜各 50 克，盐、香油、菊糖各适量。

做法：将黄瓜、胡萝卜分别洗净切丝；桔梗根茎去老皮撕成丝，和黄瓜丝、胡萝卜丝及调料一起拌匀即可食用。

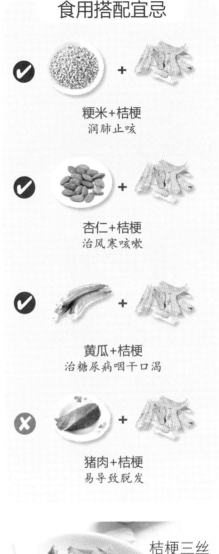

食用搭配宜忌

✓ 粳米+桔梗
润肺止咳

✓ 杏仁+桔梗
治风寒咳嗽

✓ 黄瓜+桔梗
治糖尿病咽干口渴

✗ 猪肉+桔梗
易导致脱发

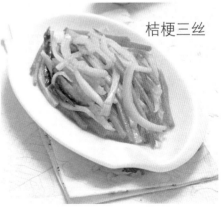

桔梗三丝

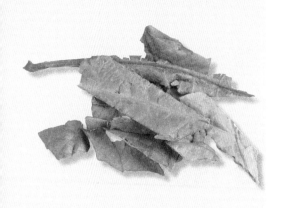

枇杷叶

Pi Pa Ye

清肺祛痰，和胃降逆

⊙枇杷叶为蔷薇科植物枇杷的叶。全年均可采收，晒至七、八成干时，扎成小把，再晒干。枇杷叶是止咳的常用药。

别名：巴叶、芦橘叶、杷叶

性味：性微寒，味苦

归经：归肺、胃经

功效：清肺止咳、和胃降逆、止呕

药典摘要：枇杷叶"清肺气，降肺火，止咳化痰，止吐血呛血，治痈痿热毒"。——《本草再新》

辨

【分辨产地】

主产于广东、江苏、浙江等地

【分辨形状】

枇杷叶呈丝条状；表面灰绿色、黄棕色或红棕色，较光滑；下表面密被黄色绒毛，主脉于下表面显著突起

【分辨体质】

适宜体质：湿热体质

不宜体质：寒凉体质

【分辨人群】

适用人群：适宜口干消渴、面疮、粉刺、胃热引起的呕逆、肺热咳嗽、痰多色黄等患者

不宜人群：胃寒呕吐、风寒咳嗽者

选

【选购标准】

选购枇杷叶，应以叶大、色灰绿、不破损者为佳。

【保存窍门】

枇杷叶宜放置在阴凉、干燥处保存。

推荐养生用量：5~10克

【家庭常用补益方法】

煎服：将蜜炙枇杷叶 10 克和蜜炙桑白皮 15 克，用水煎服，具有调理肺热咳嗽的作用。

冲服：将枇杷叶 10 克、川贝 3 克、杏仁 5 克、陈皮 5 克，研成粉末，用开水冲服，具有调理咳嗽、喉中有痰声的功效。

◀ 养生滋补方 ▶

润肺止咳，健脾益胃 枇杷叶薏仁菊花粥

材料：枇杷叶 5 克，菊花 10 克，薏仁 50 克，大米 50 克，冰糖适量。

做法：将枇杷叶、菊花洗净，加水 3 碗，煮至 2 碗分量，去渣取汁；薏仁、大米淘洗干净。锅置火上，放入适量清水和药汁，放入薏仁、大米煮开，转小火煮至粥黏稠，然后加入冰糖煮至溶化即可。

清肺和胃，理气 百合枇杷叶茶

材料：鲜百合、枇杷叶各 10 克。

做法：将鲜百合、枇杷叶一起放入杯中，冲入沸水，盖盖子闷泡 8 分钟后饮用。

食用搭配宜忌

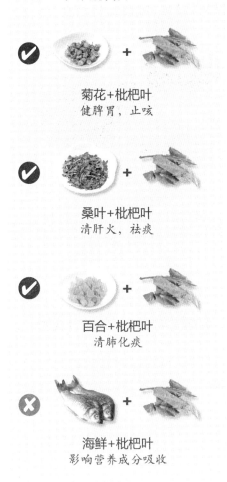

✔ 菊花+枇杷叶
健脾胃，止咳

✔ 桑叶+枇杷叶
清肝火，祛痰

✔ 百合+枇杷叶
清肺化痰

✘ 海鲜+枇杷叶
影响营养成分吸收

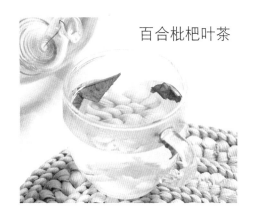

百合枇杷叶茶

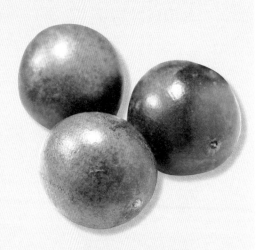

罗汉果

Luo Han Guo

清热润肠,滋润咽喉

⊙罗汉果,被人们誉为"神仙果",不仅营养价值高,而且功效多。其食用方法很多,而且简单方便。

别名:拉汗果、假苦瓜、金不换、罗汉表

性味:性凉,味甘

归经:归肺、大肠经

功效:清肺利咽、化痰止咳、润肠通便、降颅内压等

药典摘要:罗汉果"甘而凉,清肺止咳,润肠通便。"——《本草纲目》

【分辨产地】

中国南方的广西、广东、湖南等省

【分辨形状】

罗汉果表面为褐色或绿褐色,果皮薄,易破,内果皮呈海绵状,呈浅棕色

【分辨体质】

适宜体质:湿热体质

不宜体质:虚寒体质

【分辨人群】

适用人群:适用于肺热燥咳、咽痛失音、肠燥便秘患者

不宜人群:体质虚寒、大便溏泻者;咽痛伴风寒感冒,有发烧、无汗、鼻流清涕等症状者慎用;糖尿病患者

【选购标准】

挑选罗汉果,应以"个大形圆,色泽黄褐,摇不响,壳不破、不焦,味甜而不苦"者为上品。

【保存窍门】

罗汉果适合在干燥、低温、避光、通风的环境中保存。

推荐养生用量：**9~15克**

【家庭常用补益方法】

泡茶：陈皮 8 克、罗汉果 1 个，冲泡成罗汉果陈皮茶，有祛痰、消暑的作用，也适用于咳嗽、咽喉痒痛等症。

炖汤：猪肺 200 克，罗汉果 1 个，先将猪肺切小块，挤出泡沫与罗汉果一起加适量清水煮汤，调味服食。有滋阴润肺、清利咽喉的作用。

▌ 养生滋补方 ▐

清热润肺 罗汉果菊普茶

材料：罗汉果 1 个，菊花、普洱茶适量。
做法：普洱茶、菊花和罗汉果研末，每 20 克包成 1 袋茶包，沸水冲泡即可。

润肠通便 罗汉果燕麦粥

材料：燕麦 100 克，罗汉果 1 个，盐 4 克。
做法：罗汉果洗净，切碎；燕麦洗净。锅置火上，倒入适量水煮沸，加入燕麦，用小火煮至软烂，再加入罗汉果碎，继续煮 5 分钟，最后用盐调味即可。

罗汉果燕麦粥

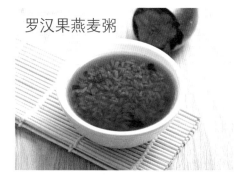

食用搭配宜忌

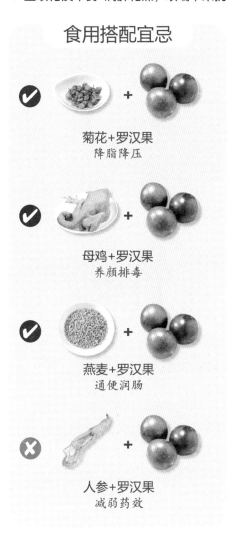

✔ 菊花+罗汉果
降脂降压

✔ 母鸡+罗汉果
养颜排毒

✔ 燕麦+罗汉果
通便润肠

✘ 人参+罗汉果
减弱药效

中药典故

相传，上古时期天降虫灾，神农尝百草以寻良方，如来佛祖怜悯神农之苦，有一罗汉发愿，要灭尽人间虫灾，方回天界。发愿完毕，遂化身为果，蕴意罗汉所修之果，后世简称罗汉果。

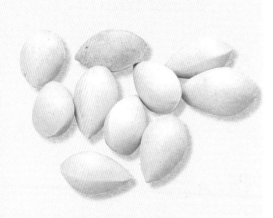

白果
Bai Guo

敛肺定喘，调精止带

⊙白果是营养丰富的高级滋补品，含有多种营养成分，具有很高的食用价值、药用价值和保健价值，有良好的健康功效。

别名：灵眼、佛指柑、鸭脚子

性味：性平，味甘、苦、涩，有小毒

归经：归肺、肾经

功效：敛肺定喘、止带缩尿、解毒止泻、益肾滋阴等

药典摘要：白果"熟食温肺益气，定喘嗽，缩小便，止白浊；生食降痰，消毒杀虫……"——《本草纲目》

辨

【分辨产地】

主产于广西、四川、河南等地

【分辨形状】

白果呈宽卵球形或椭圆形，内种皮膜质；种仁一端淡棕色，另一端金黄色

【分辨体质】

适宜体质：气虚体质

不宜体质：湿热体质

【分辨人群】

适用人群：适用于痰多喘咳、带下白浊、遗尿尿频等患者

不宜人群：咳嗽痰稠者及儿童

选

【选购标准】

选购白果，以粒大、光亮、壳色白净者品质新鲜。

【保存窍门】

白果干品应放置在通风干燥处。鲜果要放在通风阴凉处，不能暴晒，防止霉变。也可以冷藏保鲜。

推荐养生用量：5~8克

【家庭常用补益方法】

水煎： 白果6克，蜂蜜适量，白果加水煎煮，取汁放进杯中，趁温加蜂蜜调匀即可。有滋阴润燥的功效。

饮品： 白果8克，蜂蜜30克，白果去壳洗净，放入砂锅，水煎取汁，加蜂蜜调味，可健脾清热。

外用： 痤疮患者，每晚睡前用温水清洗患部，然后将白果种仁去壳，切平面，来回搓患部。

养生滋补方

养心安神 莲果炒蛋

材料：莲子20克，白果8克，鸡蛋3个，盐、植物油各适量。

做法：莲子、白果去心，烘干、研末；鸡蛋打散。将莲子、白果末与鸡蛋液混合，加盐搅匀。炒锅加热，加植物油烧热，将鸡蛋混合液做成两面金黄色即可。

抗氧化、抗辐射 白果冬瓜汤

材料：冬瓜200克，白果8克，莲子40克，白糖适量。

做法：冬瓜洗净，去皮、瓤，切块；白果去壳取肉，去外层薄膜，洗净；莲子洗净，浸泡，去莲心，洗净。将冬瓜块、莲子、白果放汤锅中，加适量清水，大火煮沸，转小火熬煮30分钟，加入白糖煮化开即可。

食用搭配宜忌

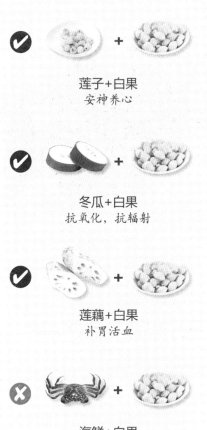

莲子+白果
安神养心

冬瓜+白果
抗氧化、抗辐射

莲藕+白果
补胃活血

海鲜+白果
易引起食物中毒

白果冬瓜汤

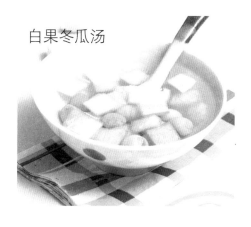

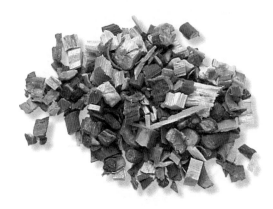

桂枝
Gui Zhi

发汗解肌，温经通脉

⊙桂枝，为樟科常绿乔木植物肉桂的干燥嫩枝。对于桂枝的功效，《神农本草经》记载："牡桂，味辛温，主上气逆，结气喉痹，吐吸，利关节，补中益气……"可知桂枝具有降气、利关节、补中益气的功效。

别名： 玉桂、牡桂、菌桂、筒桂
性味： 性温，味辛、甘
归经： 归心、肺、膀胱经
功效： 发汗解表、温经通脉、助阳化气、抗炎、抗过敏、抗菌、抗病毒等
药典摘要： "桂枝治手足发冷作麻，筋抽疼痛，外感寒凉等症"。——《本草再新》

辨

【分辨产地】
主产于广西、广东
【分辨形状】
桂枝呈不规则小段，表面呈红色或红棕色
【分辨体质】
适宜体质： 阳虚体质
不宜体质： 湿热体质、阴虚体质
【分辨人群】
适用人群： 用于风寒感冒、脘腹冷痛、血寒经闭、关节痹痛、痰饮、水肿、心悸等
不宜人群： 热病、阴虚火旺、血热妄行者；孕妇及月经过多者

选

【选购标准】
选购桂枝，以枝条嫩细均匀、色红棕、香气浓者为佳。
【保存窍门】
桂枝宜放置在阴凉干燥处保存。

推荐养生用量：3~15克

【家庭常用补益方法】

煮粥：桂枝 10 克，炙甘草 5 克，糯米 50 克。桂枝、炙甘草用纱布包好放进锅内，加适量清水，浸透，煎 20 分钟，取汁。糯米淘洗干净，和药汁一同放入锅中，煮沸后用小火慢煮，煮至米烂粥熟即可，有养心安神的作用。

炖汤：桂枝 10 克，大枣、山楂各 12 克，红糖适量。将桂枝、大枣、山楂洗净，放进锅中用水煎煮，然后取汁，加红糖煮沸即可，可以调经止痛。

养生滋补方

散寒温经 薏米桂枝粥

材料：桂枝 12 克，葛根、薏米各 20 克，大米 50 克，盐适量。

做法：先将葛根、桂枝用水洗净后放进锅内，加适量清水煮沸半小时后取汁；再将薏米、大米分别洗净，放入上面药汁中，煮沸后用小火慢煮，煮至米烂粥熟时加盐调味。

呵护女性经期 羊肉桂枝汤

材料：羊肉 200 克，桂枝、当归各 10 克，生姜、料酒、白糖、盐各适量。

做法：羊肉洗净后切块，然后放进砂锅中。加入桂枝、当归、生姜、白糖、盐、料酒和清水适量，小火炖熟即可。

食用搭配宜忌

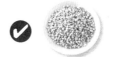 +

薏米+桂枝
散寒温经

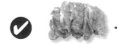 +

羊肉+桂枝
温经通脉

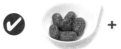 +

大枣+桂枝
祛寒补血

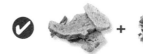

白术+桂枝
温中补气

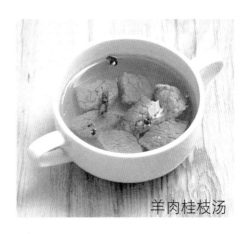

羊肉桂枝汤

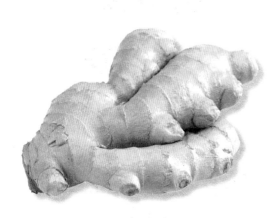

生姜

Sheng Jiang

温中散寒，除湿发汗

⊙生姜，中药名。是姜科多年生草本植物姜的新鲜根茎，可以解表散寒，常用于调理风寒感冒。

别名：姜、百辣云

性味：性微温，味辛

归经：归肺、脾、胃经

功效：解表散寒、温中止呕、温肺止咳

药典摘要：生姜"主伤寒头痛鼻塞，咳逆上气"。——《名医别录》

【分辨产地】

主产于山东半岛地区

【分辨形状】

呈黄白色，显粉性，筋脉明显

【分辨体质】

适宜体质：阳虚体质

不宜体质：阴虚内热体质

【分辨人群】

适用人群：脾胃虚寒、食欲减退、恶心呕吐、风寒或寒痰咳嗽、感冒风寒、恶风发热、鼻塞头痛等患者

不宜人群：痔疮、高血压患者

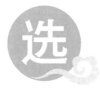

【选购标准】

什么样的生姜是最佳的

选购生姜，以气香、味辣、质坚、外皮灰黄者为佳。

怎样辨别硫黄熏制的生姜

一闻。检查姜表面有没有异味或硫黄味。

二看。正常的姜较干，颜色发暗；"硫黄姜"较为水嫩，呈浅黄色，用手搓一下，姜皮很容易剥落。

【保存窍门】

对于未切过的姜，先用报纸包好，然后放在冰箱里冷藏。

推荐养生用量：3~9克（干）

【家庭常用补益方法】

煎服：将生姜与红糖一起煎服，具有发散风寒的作用，可用于调治感冒。

烹饪：生姜和姜片用于烹饪，可以去腥膻，增加食品的鲜味。

◀ 养生滋补方 ▶

温脾散寒，活血化瘀 鲜姜冰糖三七饮

材料：鲜姜50克，三七10克，冰糖15克。

做法：将鲜姜洗净，切成碎末，放入碗内，加入冰糖与水，上笼蒸30分钟，用洁净纱布过滤取汁。将三七放入砂锅中，加适量水煎2次，去渣取汁，把鲜姜汁与三七汤一起混合饮用，每日1剂，分3次温热服用。

增强抗病能力 生姜羊肉粥

材料：大米100克，熟羊肉60克，姜末10克，葱末、料酒各5克，盐4克，味精少许。

做法：熟羊肉切粒；大米洗净，浸泡30分钟。锅中加水烧开，放入大米煮成粥。锅置火上，倒植物油烧热，加葱末、姜末爆香，下羊肉粒稍煸，倒入料酒炒熟，将羊肉倒入大米粥中，最后加盐、味精调味即可。

食用搭配宜忌

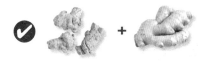

三七+生姜
温脾活血

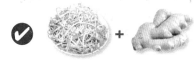

黄豆芽+生姜
散寒解表，发汗

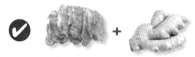

羊肉+生姜
提高免疫力

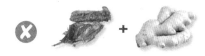

狗肉+生姜
易上火

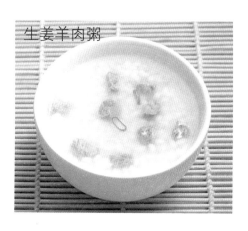

生姜羊肉粥

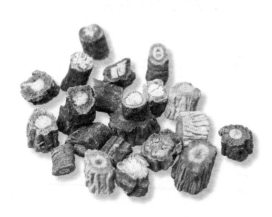

防风
Fang Feng

祛风解表，解痉止痛

⊙防风是一种药草的名字，多年生草本植物。防风能发汗，又能止汗；能止泻，又能通便；能止血，又能调经。

别名： 百枝、百韭、百种、屏风

性味： 性微温，味辛、甘

归经： 归膀胱、肝、脾经

功效： 祛风解表、胜湿止痛、止痉定搐

药典摘要： 防风"防者，御也。其功疗风最要，故名"。——《名医别录》

辨

【分辨产地】

主产于黑龙江、吉林、辽宁等地

【分辨形状】

为圆形或椭圆柱形的厚片。外表呈灰棕色，有纵皱纹、有的可见横长皮孔样突起

【分辨体质】

适宜体质： 痰湿体质

不宜体质： 阴虚体质

【分辨人群】

适用人群： 用于感冒头痛、风湿痹痛、风疹瘙痒、破伤风等患者

不宜人群： 血虚痉挛或头痛不因风邪者

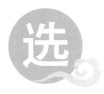

选

【选购标准】

选购防风，以条粗壮、皮细而紧、无毛头、断面有棕色环、中心色淡黄者为佳。

【保存窍门】

防风宜放置在阴凉干燥处保存，防虫蛀。

推荐养生用量：5~10克

【家庭常用补益方法】

泡茶：防风5克，甘草3克，用开水冲泡，代茶饮用，可增强机体抗病能力，预防感冒。

煮粥：生姜5克，葱白2根，防风10克，粳米100克。先将葱白、生姜、防风洗净，一起放入砂锅煎半小时左右，取汁和粳米同煮为稀薄粥食，温热服用。有祛风解表、温胃的功效。

研末：取防风5克，川芎2克，人参2克，共研为末。每服2克，临睡时服用，可防止盗汗。

养生滋补方

祛湿散寒 藿香防风粥

材料：防风10克，广藿香5克，白蔻3克，葱白3段，粳米100克。

做法：将防风、广藿香、白蔻、葱白加适量水，煎煮10分钟，去渣取汁备用。另将粳米加水煮至近熟，加入药汁，煮成稀粥。

祛风湿，止疼痛 薏米防风粥

材料：防风10克，防己15克，薏米50克，粳米100克。

做法：防风、防己水煎取汁，加入薏米、粳米煮粥，分次饮用。

食用搭配宜忌

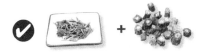

广藿香+防风
散寒祛湿

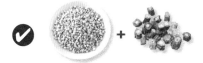

薏米+防风
去湿祛风，通经络

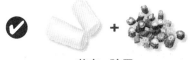

葱白+防风
调理风寒感冒

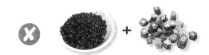

花椒+防风
影响功效

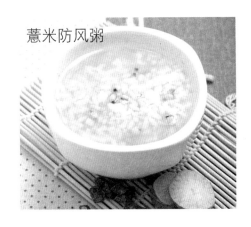

薏米防风粥

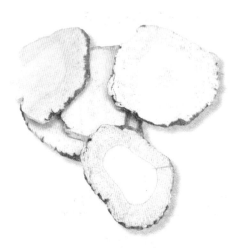

白芷

Bai Zhi

祛风除湿，通窍止痛

⊙白芷一般生于林下、林缘、溪旁、灌丛和山谷草地，以根入药，有祛病除湿、排脓生肌、活血止痛等功能。

别名：芳香、泽芬、白臣、番白芷

性味：性温，味辛

归经：归肺、大肠、胃经

功效：祛风解表、散寒止痛、除湿通窍、消肿排脓、祛斑美白

药典摘要：白芷"祛皮肤游走之风，止胃冷腹痛寒痛，周身寒湿疼痛"。——《滇南本草》

【分辨产地】

主产于四川、浙江、河南、河北等地

【分辨形状】

白芷呈类圆形的薄片，外表皮灰棕色或黄棕色

【分辨体质】

适宜体质：痰湿体质

不宜体质：气虚体质、阴虚体质

【分辨人群】

适用人群：适宜风寒感冒、头痛、齿痛、鼻塞、赤白带下等患者

不宜人群：呕吐因于火者，阴虚火炽血热导致漏下赤白者禁用

【选购标准】

选购白芷，以独枝、条粗壮、体重、粉性足、香气浓者为佳。

【保存窍门】

防风宜放置在阴凉干燥处，防虫蛀。

推荐养生用量：3~10克

【家庭常用补益方法】

外敷：将白芷粉与蜂蜜一起调成面膜敷用，具有美白祛斑的作用。

调味料：可做香料调味品，有去腥增香的作用，多用于食疗菜肴。

养生滋补方

美白祛斑 白芷绿豆薏仁汤

材料：薏仁50克，绿豆100克，白芷5克。
做法：将所有食材一同放入砂锅煲3个小时以上，等薏仁完全烂后加入冰糖即可。

调经止痛 川芷鱼头汤

材料：川芎6克，白芷9克，鱼头1个。
做法：将上述材料放炖盅内加水炖熟，喝汤吃鱼头。月经来前3天服用，每日1次。可调理经期不适。

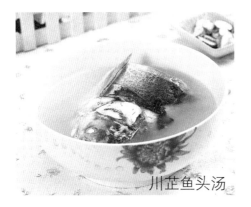
川芷鱼头汤

食用搭配宜忌

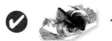 +

鱼头+白芷
祛风，活血

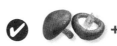 +

香菇+白芷
治风寒感冒

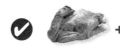 +

乌鸡+白芷
补血调经

中药典故

据说北宋初年，南方有一富商的女儿，每逢行经腹痛剧烈，致形体日衰。富商带她欲往京都寻求名医，到汴梁时女儿经期适至，腹痛难忍。正遇一采药老人，仔细询问病情后，老人从药篓中取出白芷一束相赠，嘱咐洗净水煎饮服。按法煎制，一煎服了痛缓，二煎服了痛止，再服几剂，来月行经安然无恙。从此，妇女行经不适煎服白芷的方法，在民间广为使用。

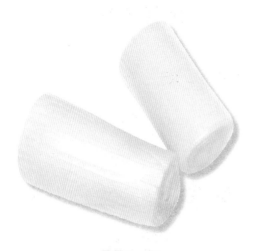

葱白
Cong Bai

发汗解表，散寒通阳

⊙葱白为百合科植物葱近根部的鳞茎。采挖后，切去须根及叶，剥去外膜，鲜用，有发汗解表、通达阳气的功效。

别名：葱茎白、葱白头

性味：性温，味辛

归经：归肺、胃经

功效：发汗解表、通阳散寒、杀虫解毒

药典摘要：葱白"主伤寒寒热，出汗中风，面目肿"。——《本经》

【分辨产地】

全国各地均有出产

【分辨形状】

须根丛生，白色。鳞茎圆柱形，先端稍肥大，鳞叶成层，白色

【分辨体质】

适宜体质：痰湿体质

不宜体质：表虚多汗者

【分辨人群】

适用人群：风寒感冒、阴寒腹痛、赤白痢疾、乳痈、疮痈肿痛、腹痛者

不宜人群：表虚多汗人群

【选购标准】

挑直的，不挑弯弯的

直的大葱，它的葱白部分会稍微多点儿，这样更实用。

挑紧的，不挑松的

买大葱前，先用手捏一下，感觉水分很足，那么就是好大葱。如果捏起来很松，而且表皮都起褶子，说明这个大葱已经不新鲜了。

【保存窍门】

1.将葱根朝下竖直插在有水的盆中，不仅不会烂空，还能继续生长。

2.大葱受冻后，不要挪动。

推荐养生用量：3~9克

【家庭常用补益方法】

生吃： 大葱生吃佐餐，可以增强人体免疫力，提高抗病能力。

煎水： 葱白3段，生姜3片，红糖适量。水煎，饮用，可调理风寒感冒。

熬粥： 葱白1根，粳米60克。将葱白洗净，切作细丝，和粳米一起煮粥，空腹食用。可调理白痢。

炒菜： 葱含有刺激性气味的挥发油和辣素，能祛除腥膻等油腻厚味菜肴中的异味，刺激消化液的分泌，可健脾开胃、增强食欲。

养生滋补方

治风寒咳嗽 葱白萝卜

材料：白萝卜1小根，葱白6根，生姜5片。
做法：将白萝卜切成块，放入锅内，置水约3碗；待萝卜煮熟时，再放入葱白、姜，煮成一碗汤，关火，待温凉，一次饮下。

补肾、强腰 葱爆羊肉

材料：羊肉片300克，葱白150克，腌肉料，蒜片、料酒、酱油、醋、香油各少许。
做法：羊肉片洗净，用腌肉料腌渍15分钟；葱白洗净，斜切成段。锅放置火上，倒入油烧热，爆香蒜片，放入肉片大火翻炒，约10秒钟后将葱段入锅，稍翻炒后先沿着锅边淋下料酒烹香，然后立刻加入酱油，翻炒一下，再沿锅边淋醋，滴香油，炒拌均匀即可。

食用搭配宜忌

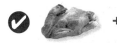 +
乌鸡+葱白
保护胰岛细胞

 +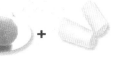
白萝卜+葱白
治咳嗽

 +
羊肉+葱白
补肾、强腰、健肾

 +
豆腐+葱白
阻碍人体对钙的吸收

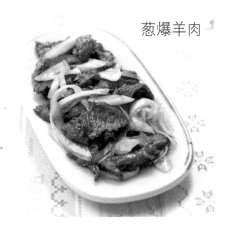
葱爆羊肉

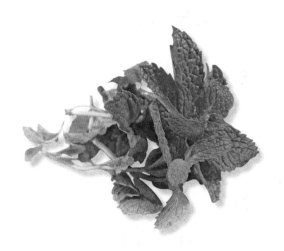

薄荷

Bo He

疏风散热，清利头目

⊙薄荷为唇形科多年生宿根性草本植物薄荷属的地上部分，是一种芳香作物。《本草纲目》记载："（薄荷）利咽喉、口齿诸病。治瘰疬，疥疮，风瘙瘾疹。"

别名： 仁丹草、蕃荷菜、夜息香

性味： 性凉，味辛

归经： 归肺、肝经

功效： 疏风散热、清利咽喉、透疹解毒、疏肝解郁、止痒

药典摘要： 薄荷"利咽喉、口齿诸痛。治瘰疬、疥疮、风瘙瘾疹。"——《本草纲目》

【分辨产地】

主产于江苏、浙江、湖南等地

【分辨形状】

薄荷有茎有叶，茎为方柱形，呈紫棕色或淡绿色，断面为白色

【分辨体质】

适宜体质： 湿热体质

不宜体质： 阴虚体质

【分辨人群】

适用人群： 风热感冒、头痛、目赤、喉痹、口疮、风疹、麻疹、胸胁胀闷等人群

不宜人群： 阴虚血燥、表虚汗多、脾胃虚寒、腹泻便溏者

【选购标准】

选购薄荷干品，以身干、无根、叶多、色绿、气味浓者为佳。

【保存窍门】

鲜薄荷宜及时食用，干品可放置在干纸袋中，放在阴凉处保存，要防潮。

推荐养生用量：3~10克

【家庭常用补益方法】

研末： 薄荷、蝉蜕各适量。研末，每次 3 克，用温酒调服，可调理风气瘙痒。

泡茶： 取薄荷叶 5 克，用沸水冲泡，当茶饮用，有清热利尿的功效。

水煎： 薄荷 6 克，荷叶 10 克（撕作小片）。一同放入砂锅内，加适量水，中火煎煮 15 分钟，取汁，饮用。有祛风清热、止痛通络的作用。

炖汤： 薄荷 10 克，豆腐 150 克，花生油、盐各适量。薄荷洗净，豆腐切块，一起放进砂锅内，加水适量，武火煮沸转文火煲 20 分钟，加盐调味，淋上花生油即可。有疏风散热、清除口臭的作用。

养生滋补方

宣肺，清热 鲜薄荷鲫鱼汤

材料：鲫鱼 1 条，葱白 1 根，生姜 1 片，鲜薄荷 20 克，香油、盐各适量。

做法：鲫鱼剖洗干净，煮熟，加生姜、葱白、鲜薄荷，水沸即放香油、盐，肉汤一起吃。每天吃 1 次，连吃 3~5 日。

除腹部胀气，改善消化不良 苦瓜薄荷茶

材料：苦瓜片 4 片，薄荷叶干品 3 克。

做法：将苦瓜片、薄荷叶一起放入杯中，冲入沸水，盖盖子闷泡约 5 分钟后饮用。

食用搭配宜忌

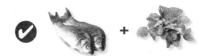

鲫鱼+薄荷
清热镇咳

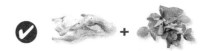

鸭肉+薄荷
润肤瘦身

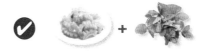

苦瓜+薄荷
消胀气，治便秘

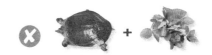

甲鱼+薄荷
功效相反

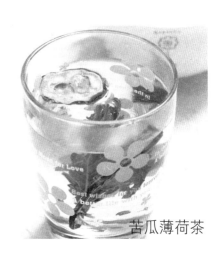

苦瓜薄荷茶

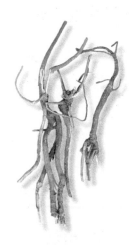

柴胡
Chai Hu

和解表里，疏肝解郁

⊙柴胡有既能升散，又能疏泄的特点：既能透表退热、疏肝解郁，又可用于升举阳气。因此，它在临床上是一味既能用于实证，又可用于虚证的药物。

别名： 山菜、茹草、柴草、芸胡
性味： 性微寒，味苦、辛
归经： 归肝、胆、肺经
功效： 透表泄热、疏肝解郁、升举阳气；降血脂、降胆固醇、保肝等
药典摘要： "柴胡，小儿五疳羸热，诸疟寒热，咸宜用之。"——《本经逢原》

【分辨产地】

主产于河北、河南、辽宁、湖北、四川等地

【分辨形状】

表面粗糙，呈淡黄色，有纵纹，质地坚硬

【分辨体质】

适宜体质： 湿热、气郁体质
不宜体质： 阴虚体质

【分辨人群】

适用人群： 用于感冒发热、胸胁胀痛、月经不调、子宫脱垂、脱肛等患者
不宜人群： 肝阳上亢、阴虚火旺及呕吐症状者

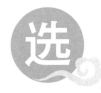

【选购标准】

选购柴胡，以根条粗长、无茎苗、须根少者为佳。

【保存窍门】

柴胡宜放置在阴凉干燥处保存，防霉、防蛀。

推荐养生用量：3~9克

【家庭常用补益方法】

泡茶：柴胡9克，绿茶3克。用沸水冲泡，加盖闷5分钟即可饮用，有疏肝升阳的功效。

水煎：五味子、灵芝各10克，柴胡、丹参各5克，大枣5枚，蜂蜜适量。前5味药材水煎取汁，趁温调服，蜂蜜拌匀即可，频频饮用，疏肝和胃。

◀ 养生滋补方 ▶

润燥通便 柴胡菊花饮

材料：菊花、冰糖各15克，柴胡8克，决明子20克。

做法：将柴胡、菊花、决明子一起水煎取汁，加冰糖调味即可。

疏肝解郁，固乳 莲子柴胡粥

材料：柴胡、郁金各10克，莲子（去心）15克，粳米100克，白糖适量。

做法：莲子捣成粗末，粳米洗净；柴胡、郁金放在锅中，水煎去渣，加入莲子、粳米煮粥，白糖调味。

清热养肝 柴胡猪肝菠菜汤

材料：柴胡9克，菠菜50克，猪肝150克，淀粉、盐各适量。

做法：菠菜去根洗净，切段；猪肝洗净，切片，加淀粉拌匀；柴胡煎水，去渣取汁。将猪肝放入柴胡汤中煮沸，放入菠菜，等汤再次煮沸后，加盐即可。

食用搭配宜忌

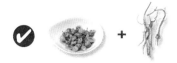

菊花+柴胡
解表退热

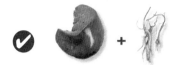

猪肝+柴胡
清热养肝

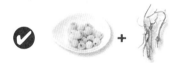

莲子+柴胡
疏理肝气

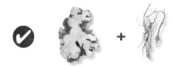

川芎+柴胡
疏肝解郁

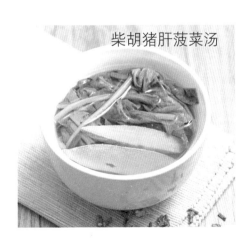

柴胡猪肝菠菜汤

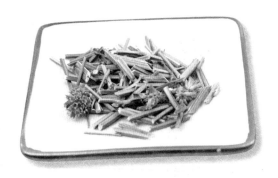

广藿香
Guang Huo Xiang

芳香化浊，和中止呕

⊙藿香主要产于广东，有广藿香之称。藿香有抗菌、抗病毒、刺激胃黏膜、促进胃液分泌、帮助消化等作用。

别名：排香草、苏藿香、鱼香、鸡苏、水麻叶

性味：性微温，味辛

归经：归肺、脾、胃经

功效：祛暑解表、化湿和胃、帮助消化、抗病毒

药典摘要：藿香"治脾胃吐逆，为最要之药"。——《本草图经》

【分辨产地】

主产于广东

【分辨形状】

呈不规则的段。茎略呈方柱形，表面灰褐色、灰黄色或带红棕色，被柔毛

【分辨体质】

适宜体质：痰湿体质

不宜体质：阴虚体质

【分辨人群】

适用人群：夏令感冒、寒热头痛、胸脘痞闷、呕吐泄泻、妊娠呕吐、手足癣等患者

不宜人群：阴虚火旺、便秘的人

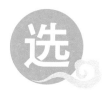

【选购标准】

选购广藿香，以茎粗、结实、断面发绿、叶厚柔软、香气浓厚者为佳。

【保存窍门】

广藿香放置在干燥容器内，密闭；放置在阴凉干燥处，防潮。

推荐养生用量：6~10克

【家庭常用补益方法】

泡茶：用葛花 10 克和广藿香 6 克泡水喝，既能帮助消化，又有醒酒作用。

熬粥：将广藿香、生姜、大米、大枣分别洗净，一起放入锅中煮粥，至粥熟烂，加白糖调味。可以健脾益胃、助消化。

外敷：取鲜藿香叶数片，擦揉患处 3~5 分钟，坚持使用，可消疮肿。

养生滋补方

除暑热，止吐泻 藿香佩兰茶

材料：绿茶 6 克，广藿香 8 克，佩兰 9 克。

做法：把绿茶、广藿香、佩兰放入清水中洗净，放入洗净的茶壶内，倒入沸水中泡 10~20 分钟，代茶饮用。

化湿理气 薄荷藿香绿茶

材料：薄荷 2 克，广藿香 3 克，绿茶 5 克。

做法：将上述材料，一起放入杯中。倒上沸水，盖盖子闷泡 5 分钟后饮用。

化湿和胃 藿香鲫鱼

材料：鲫鱼 500 克，广藿香 10 克，盐、味精、豆瓣、蒜蓉、生姜、泡萝卜、野山椒各适量。

做法：鲫鱼洗净，去内脏，吸干水分，放入油锅中炸至金黄色，捞出沥油。锅内加油烧热，放入豆瓣、广藿香、野山椒、蒜蓉、生姜、泡萝卜，炒香。放入鲫鱼，加盐、味精煮入味即可。

食用搭配宜忌

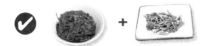

绿茶+广藿香
解暑热，止吐泻

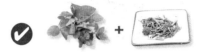

薄荷+广藿香
清热解毒，化痰止咳

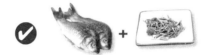

鲫鱼+广藿香
和胃化湿

薄荷藿香绿茶

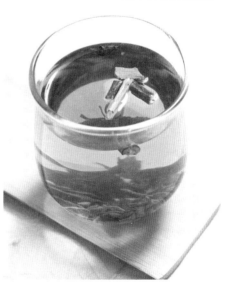

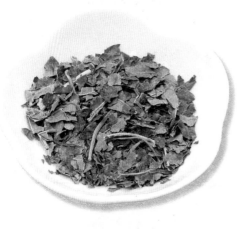

桑叶

Sang Ye

疏风清热，清肝明目

⊙《神农本草经》中有"桑叶除寒热、出汗"的记载，表明其能够止汗。现代医学研究表明，桑叶还有降血压、血脂、抗炎、利尿等功效。

别名：双叶、霜叶、霜桑叶

性味：性寒，味苦、甘

归经：归肺、肝经

功效：疏散风热、清肺润燥、平抑肝阳、清肝明目、凉血止血

药典摘要：桑叶"治劳热咳嗽，明目，长发"。——《本草纲目》

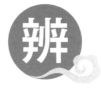

【分辨产地】

主产于安徽、浙江、江苏、四川、湖南等地

【分辨形状】

为小碎片。上表面黄绿色或浅黄棕色

【分辨体质】

适宜体质：湿热体质

不宜体质：阳虚体质

【分辨人群】

适用人群：风热感冒、肺热燥咳、头晕头痛、目赤昏花者

不宜人群：风寒感冒、流清涕、咳嗽痰稀白者

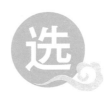

【选购标准】

春季鲜桑以叶大而肥、色碧绿者为佳；冬桑叶以叶大而肥、色黄橙者为佳。

【保存窍门】

鲜品要及时食用，干品可放置在密闭的容器内保存，防潮。

推荐养生用量：5~10克

【家庭常用补益方法】

研末： 桑叶 8 克，研细末，用米汤送服，每日 1 剂，连服 3~5 天，可调治夜间盗汗。

泡茶： 桑叶 300 克，隔水蒸煮消毒，干燥后备用。每天 10 克，沸水浸泡后代茶饮用，时常饮用可调理黄褐斑。

水煎服： 取菊花、桑叶、杏仁、连翘、杏仁各 8 克，桔梗、甘草各 5 克，薄荷 5 克，水煎服，可调理风热感冒。

◀ 养生滋补方 ▶

养肝明目 桑叶菊花茶

材料：干桑叶 5 克，菊花 5 克。

做法：将材料装入茶包内，用沸水冲泡，闷 1 分钟后倒掉水，再次冲泡，闷 10 分钟。每天 1~2 杯，代茶饮。

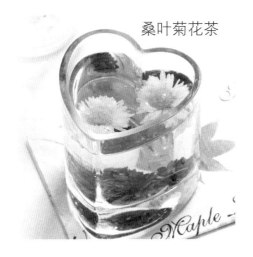

桑叶菊花茶

食用搭配宜忌

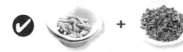

麦冬+桑叶
降燥火，止热咳

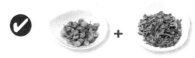

菊花+桑叶
养肝明目

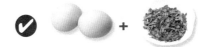

鸭蛋+桑叶
润肺化痰，止咳

止咳润燥，化痰 鸭蛋桑叶汤

材料：鸭蛋 150 克，干桑叶 30 克，川贝母 5 克，百合 15 克。

做法：将桑叶水煎，取汁 100 克，加入川贝、百合（洗净），隔水炖至百合熟；打入鸭蛋，适量加盐，稍沸即可。

中药典故

桑叶是蚕的"粮食"。早在三千多年前从商代出土的甲骨文上，就有了"桑"与"蚕"的字样，可见"桑"历史悠久，是与中国文化的发展紧密地联系在一起的。

209

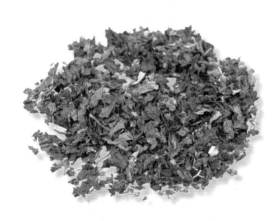

紫苏

Zi Su

止咳化痰，降血脂

⊙紫苏是一味传统中药，种子也称苏子，紫苏茎叶清香，嫩叶可生食、做汤或煎炒。我国食用紫苏的历史很悠久，紫苏叶也是日本人吃生鱼片时的辅料。

别名：赤苏、红苏、荏子、白苏

性味：性温，味辛

归经：归肺、脾经

功效：解表散寒、行气和胃、解毒、抗过敏

药典摘要：紫苏"解肌发表，散风寒，行气宽中，清痰利肺，和血，温中，止痛，定喘，安胎"。——《本草纲目》

【分辨产地】

以湖北产量最大

【分辨形状】

呈类方形的厚片，表面紫棕色或暗紫色，有的可见对生的枝痕和叶痕

【分辨体质】

适宜体质：阳虚体质、气郁体质、痰湿体质

不宜体质：阴虚体质

【分辨人群】

适用人群：感冒风寒、恶寒发热、咳嗽、气喘、胸腹胀满等人群

不宜人群：气虚易出汗者

【选购标准】

选购紫苏，以叶片大、色紫、不带枝梗、香气浓郁者为佳。

【保存窍门】

紫苏的炮制品宜贮藏在干燥容器内，放置在阴凉干燥处。

推荐养生用量：5~10克

【家庭常用补益方法】

冲服：紫苏叶 10 克，水煎加红糖 5 克冲服，对受凉引起的腹泻有缓解作用。

泡茶：紫苏叶 50 克，煎浓汁当茶饮，或加姜汁 10 滴调服，可解食鱼、蟹等中毒。

炖汤：香菜 5 克，紫苏叶 8 克，葱白 3 根。上述材料加水煎汤饮服，可加少量红糖调味。本品辛温发散，可调理风寒感冒初起。

◥ 养生滋补方 ◤

暖胃散寒，帮助消化 紫苏生姜红枣汤

材料：鲜紫苏叶 10 克，生姜 3 块，红枣 12 克。

做法：将红枣放在清水中洗净，然后去掉枣核，姜切片，鲜紫苏叶切成丝，与红枣、姜片一起放入盛有温水的砂锅里，用大火煮，锅开后改小火炖 30 分钟。然后，将紫苏叶、姜片捞出，继续用小火煮 15 分钟。

理气散寒，暖肺 紫苏党参茶

材料：紫苏叶 3 克，紫苏梗、党参各 2 克，蜂蜜适量。

做法：将紫苏叶、紫苏梗、党参一起放入杯中，倒入沸水，盖盖子闷泡约 5 分钟。待茶水温热后调入蜂蜜饮用。

食用搭配宜忌

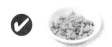

党参+紫苏
理气散寒

红枣+紫苏
暖脾胃，助消化

粳米+紫苏
消暑健胃

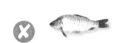

鲤鱼+紫苏
容易生毒疮

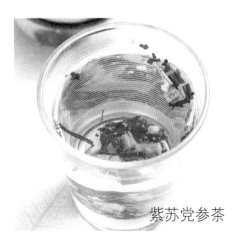

紫苏党参茶

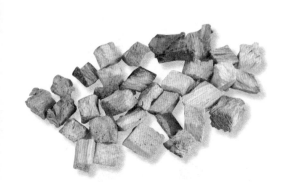

葛根

Ge Gen

解肌退热，生津透疹

⊙葛根有"江南人参"之称，富含淀粉、黄酮素等对人体有益的多种微量元素，能调节人体机能，增强体质，抗衰延年。

别名： 甘葛、干葛、粉葛、鸡齐根

性味： 性凉，味甘、辛

归经： 归脾、胃、肺经

功效： 清热解毒、活血生津、清心醒脾，促进智力

药典摘要： 葛根"消渴，身大热，呕吐，诸痹，起阴气，解诸毒"。——《本经》

辨

【分辨产地】

主产于广东、四川等地

【分辨形状】

块状物，白色或淡棕色，粗糙，显纤维性、粉性，有明显纵纹

【分辨体质】

适宜体质： 湿热体质

不宜体质： 虚寒体质

【分辨人群】

适用人群： 适宜外感发热头痛、高血压颈项强痛、口渴、消渴、麻疹不透、热痢、泄泻等患者

不宜人群： 乳腺增生患者及妊娠期、哺乳期妇女不宜食用；脾胃虚者慎用

选

【选购标准】

干品葛根宜选择呈长圆柱形，药材多纵切或斜切成板状厚片，以质硬而重、色白、粉性足、纤维少者为好。

【保存窍门】

葛根宜放置在通风干燥处保存，需防蛀。

推荐养生用量：9~15克

【家庭常用补益方法】

泡茶：将葛根用开水冲泡饮服，具有解酒的作用。

冲服：将葛根研成粉末，用开水冲成糊状，可改善口臭、胃胀、烦躁心乱等症状。

煮粥：将葛根与粳米同煮，可减轻其寒滑作用，延缓药效，起到清胃养阴、生津止渴的作用。

◀ 养生滋补方 ▶

生津止渴，补脾胃 葛根山药粥

材料：葛根 12 克，山药 50 克，大米 100 克。

做法：葛根洗净；山药去皮，洗净，切块；大米淘洗干净，浸泡。砂锅倒入适量温水置火上，放入葛根、山药和大米煮至米粒熟烂即可。

清热解表 葛根鲫鱼汤

材料：鲫鱼 400 克，葛根 100 克，猪排骨 100 克，蜜枣、植物油、盐各适量。

做法：鲫鱼去鳞及内脏，洗净，控干水分，放入油锅中，煎至色黄；排骨放入沸水中大火煮 3 分钟，捞出沥水；葛根去皮，切厚块，入水中浸软，洗净。锅置大火上，加适量水烧沸，放入所有材料，中火烧 45 分钟，加盐调味即可。

食用搭配宜忌

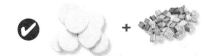

山药+葛根
补脾胃，生津止渴

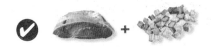

牛肉+葛根
健胃消食

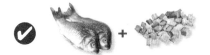

鲫鱼+葛根
清热解表

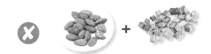

杏仁+葛根
容易身体不适

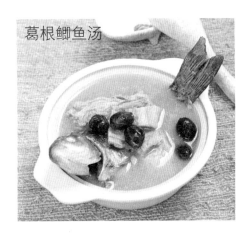

葛根鲫鱼汤

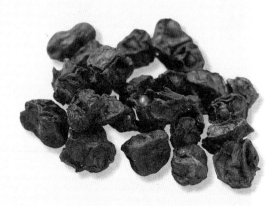

五味子
Wu Wei Zi

收敛固精，呵护五脏

⊙五味子，顾名思义是一种具有辛、甘、酸、苦、咸五种药性的果实，可以保护人体五脏——心、肝、脾、肺、肾。

别名： 五味、面藤子、五梅子、山花椒

性味： 性温，味酸、甘

归经： 归肺、心、肾经

功效： 收敛固涩、益气生津、补肾宁心、延缓衰老

药典摘要： 五味子"主益气，咳逆上气，劳伤羸瘦，补不足，强阴，益男子精"。——《本经》

【分辨产地】

主产于东北三省

【分辨形状】

呈不规则的球形或扁球形，直径5~8毫米；表面红色、紫红色或暗红色

【分辨体质】

适宜体质： 阳虚体质

不宜体质： 外有表邪、内有湿热者

【分辨人群】

适用人群： 用于久咳虚喘、梦遗滑精、尿频遗尿、久泻、自汗盗汗、津伤口渴、心悸失眠者

不宜人群： 咳嗽初起、痧疹初发者；肝火吞酸者、肺有实热者

【选购标准】

五味子干品选购，以颗粒大、色紫而不黑，有香味者为佳；鲜品以条长，颗粒饱满，色紫红的价值最高。

【保存窍门】

五味子干品可放在纸袋中放置通风干燥处，防霉；鲜品不易保存，宜即买即食。

推荐养生用量：3~15克

【家庭常用补益方法】

研粉： 五味子用砂锅微火焙干，研成细粉，每天口服 6~8 克，用温开水送服。可以降低转氨酶。

泡茶： 五味子 15 克，洗净，用开水略烫，马上捞出，放在茶杯内，加冰糖 30 克，用开水冲泡。可安神养心、补肾助精。

煲汤： 五味子 10 克，北芪 20 克，南北杏仁各 20 克，排骨 250 克，蜜枣 5 粒，用清水煲 2 小时，有补益五脏、延缓衰老的作用。

◀ 养生滋补方 ▶

增强体质 五味白果汤

材料：白果 10 个，核桃 3 个，五味子 20 粒。

做法：将白果、核桃分别去壳取仁；将白果仁、核桃仁和五味子一起以水煎制。

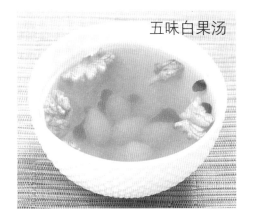

五味白果汤

食用搭配宜忌

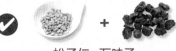

松子仁+五味子
益气，去燥，润肠

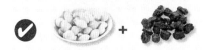

白果+五味子
增强体质

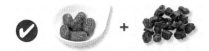

红枣+五味子
益气，补肾

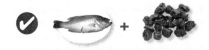

鲈鱼+五味子
补脾胃，治失眠

中药典故

五味子是兼具精、气、神三大补益作用的少数药材之一。古时候，俄罗斯猎人每次远行狩猎之前必定服用五味子以强身补气。

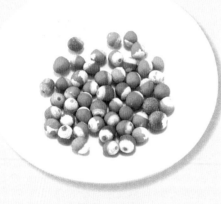

芡实
Qian Shi

益肾固精，补脾止泻

⊙芡实又名鸡头子，为睡莲科的一种水生植物的果实。多生于池沼湖塘浅水中。果实可食用，也可作药用。

别名：鸡头米、鸡头、刺莲、蓬实

性味：性平，味甘、涩

归经：归脾、肾经

功效：益肾固精、健脾止泻、除湿止带、抗衰老、降血糖

药典摘要：芡实"止渴益肾。治小便不禁，遗精，白浊，带下"。——《本草纲目》

【分辨产地】

主产于山东、江苏、安徽、湖南、湖北、四川等地

【分辨形状】

断面粉性足的芡实较佳

【分辨体质】

适宜体质：阳虚体质

不宜体质：气郁体质

【分辨人群】

适用人群：可用于风湿性关节炎、腰背膝痛、梦遗滑精、遗尿、尿频、脾虚久泻、白浊、带下等人群

不宜人群：大小便不利者，食滞不化者，气郁痞胀及新产后者（孕妇分娩后一周）

【选购标准】

选购芡实，以颗粒完整、饱满均匀、断面白色、无碎末者为佳。

【保存窍门】

芡实贮藏过程中容易被虫蛀，所以要经常检查翻晒、密闭保存。

推荐养生用量：6~12克

【家庭常用补益方法】

泡茶： 芡实 12 克，山药 15 克，鲜荷叶 10 克。将芡实煮熟，去壳晒干，和山药共研成细粉末，与荷叶共煮为茶，趁温饮用，可治水肿。

煮粥： 芡实 10 克，大米 100 克，盐适量。芡实与大米加水同煮，煮至芡实烂熟，加盐调味，适合长期服用，对于哮喘患者尤其适用。

▶ 养生滋补方 ◀

促进血液循环，补气养颜 芡实红枣糯米粥

材料：糯米 100 克，红枣（干）40 克，芡实 10 克，核桃仁 15 克，冰糖适量。

做法：糯米、芡实均洗净，浸泡 2 小时；红枣洗净，去核；核桃仁碾碎。锅置火上，将芡实、糯米放入锅中，加水煮至六成熟。加入红枣、核桃仁，先大火煮沸，调小火熬成稠粥，加入冰糖搅匀即可。

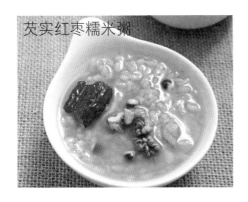
芡实红枣糯米粥

食用搭配宜忌

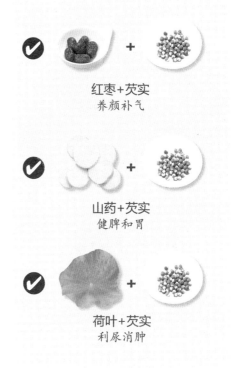

✓ 红枣+芡实
养颜补气

✓ 山药+芡实
健脾和胃

✓ 荷叶+芡实
利尿消肿

治水肿 荷叶芡实茶

材料：芡实 200 克，山药 200 克，鲜荷叶 2 张。

做法：将芡实煮熟，去壳晒干，和山药共研成粉末，每次取 30 克。与荷叶共煮为茶，趁温饮用。可补中益气、消肿利尿。

中药典故

芡实，别名"鸡头米"，为睡莲科植物芡的干燥成熟种仁，因植物的花托形似鸡头，故名。民间喜欢将新鲜芡实和糖桂花一起煮，做成"桂花芡实羹"，清新爽口，为秋令佳品。

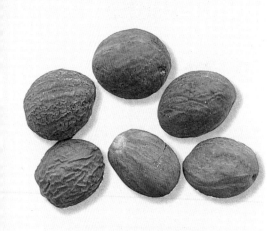

肉豆蔻

Rou Dou Kou

温中行气,涩肠止泻

⊙肉豆蔻的种仁入药,可调治虚泻冷痢、脘腹冷痛、呕吐等;外用可作寄生虫驱除剂,调理风湿疼痛等。另外,它还可做成调味品、工业用油原料等。

别名: 豆蔻、肉果、顶头肉、玉果

性味: 性温,味辛

归经: 归脾、胃、大肠经

功效: 行气消食、温中涩肠、促进消化

药典摘要: "肉豆蔻,善下气,多服则泄气,得中则和平其气。"——《本草衍义》

【分辨产地】

主产于马来西亚、印度、印度尼西亚、巴西等国,我国的海南、广西、云南等地均有栽培

【分辨形状】

呈卵圆形或椭圆形,长 2~3 厘米,直径 1.5~2.5 厘米;表面灰棕色或灰黄色

【分辨体质】

适宜体质: 虚寒体质

不宜体质: 湿热、阴虚体质

【分辨人群】

适用人群: 虚泻、冷痢、脘腹胀痛、食少呕吐、宿食不消者

不宜人群: 湿热泻痢及阴虚火旺者

【选购标准】

选购肉豆蔻,以个大、体重、坚实、破开后香气浓者为佳。

【保存窍门】

肉豆蔻宜放置在密闭容器内保存、防潮、防蛀。

推荐养生用量：3~6克

【家庭常用补益方法】

作调味香料： 肉豆蔻有去腥、去异味的功效。烹制海鲜、羊肉等有腥味的食物时，加适量肉豆蔻能使食物变香。

制点心： 肉豆蔻在烘烤中可以增加香气，尤其适合制作点心时使用。

炖汤： 炖汤时，加入肉豆蔻能使汤变得更可口。

◀ 养生滋补方 ▶

健脾益胃，治便秘 豆蔻粳米粥

材料：肉豆蔻6克，生姜2片，粳米50克。
做法：肉豆蔻捣碎研末；用粳米煮粥，待煮沸后放入豆蔻末及生姜同煮为粥食。

消除胃肠不适 豆蔻红茶

材料：肉豆蔻3克，红茶4匙。
做法：将3克肉豆蔻放在红茶中充分浸泡，20分钟即可。

健脾胃，止泻祛湿 豆蔻薏仁鸡

材料：肉豆蔻、薏仁各6克，乌鸡1只，盐、味精适量。
做法：薏仁炒熟，与肉豆蔻一同研末；乌鸡洗净，去除肚内杂物；将药末放置在鸡腹内，将口封好；将乌鸡放进锅内，加适量水、盐，煮熟放味精调味即可。

食用搭配宜忌

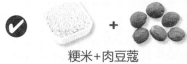

粳米+肉豆蔻
益气健脾

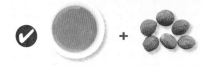

红茶+肉豆蔻
呵护肠胃

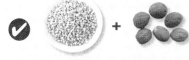

薏仁+肉豆蔻
强健脾胃，祛湿

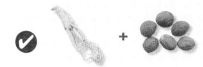

人参+肉豆蔻
温中补虚，涩肠止痢

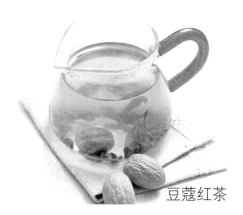

豆蔻红茶

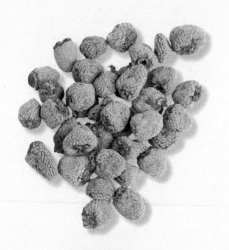

覆盆子

Fu Pen Zi

固精益肾，养肝明目

⊙覆盆子植物可入药，有多种药物价值，其果实有补肾壮阳的作用。覆盆子油属于不饱和脂肪酸，可促进前列腺分泌激素。

别名：悬钩子、覆盆莓、地仙泡、小托盘、山泡

性味：性温，味甘、酸

归经：归肝、肾、膀胱经

功效：益肾、固精、缩尿；益肝明目

药典摘要："覆盆子，五月于麦田中得之良，采得，烈日晒干，免烂不堪。"——《本草经集注》

【分辨产地】

主产于浙江、福建、安徽、江西等地

【分辨形状】

为聚合果，由多数小核果聚合而成，呈圆锥形或扁圆锥形

【分辨体质】

适宜体质：肾虚体质

不宜体质：湿热体质

【分辨人群】

适用人群：用于遗精滑精、遗尿尿频、阳痿早泄、目暗昏花者

不宜人群：火旺、小便短赤者、怀孕初期妇女

【选购标准】

覆盆子挑选，以颗粒完整、饱满、色黄绿、具酸味者为佳。

【保存窍门】

把覆盆子装入保鲜袋中，密封保存。

推荐养生用量：5~10克

【家庭常用补益方法】

煮汁：覆盆子和绿茶一起煮汁饮用，适合遗精、小便频数、阳痿等症者食用。

泡茶：取覆盆子、金樱子、桑螵蛸各10克，用清水煎煮后泡茶饮用。补益肝肾，平补阴阳。

煎服：覆盆子、芡实、韭菜子、枣皮、炒山药各10克一起用清水煎服，可以调理遗精、早泄、尿频、阳痿等症。

养生滋补方

防产后溢乳 覆盆子大枣党参粥

材料：粳米120克，党参、覆盆子各8克，大枣15枚，白糖适量。

做法：将党参、覆盆子放入锅中，加适量清水煎煮，去渣取汁；粳米淘洗干净。锅置火上，放入药汁、大枣、粳米煮粥，待粥熟时，加入白糖调味即成。

补肾壮阳，调治阳痿 覆盆子粥

材料：粳米100克，覆盆子10克，蜂蜜15克。

做法：将覆盆子洗净，用干净纱布包好，扎紧袋口；粳米淘洗干净，用冷水浸泡半小时，捞出，沥干水分；取锅放入冷水、覆盆子，煮沸后约10分钟，拣去覆盆子，放入粳米，用旺火煮开后改用小火煮至粥成，材料入蜂蜜调匀即可。

食用搭配宜忌

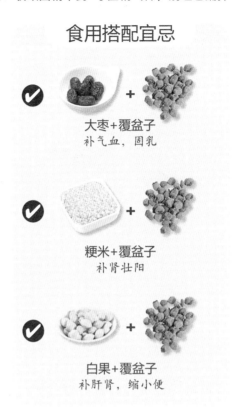

✔ 大枣+覆盆子
补气血，固乳

✔ 粳米+覆盆子
补肾壮阳

✔ 白果+覆盆子
补肝肾，缩小便

治小儿遗尿 覆盆子煲猪肚

材料：鲜白果100克，覆盆子10克，猪肚120克。

做法：将白果、覆盆子、猪肚洗净；将白果炒熟去壳，猪肚切成小块；将白果、覆盆子、猪肚放入锅内，加清水500克煮熟即成。

白果覆盆子煲猪肚

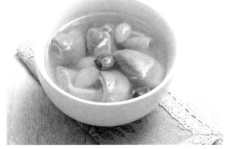

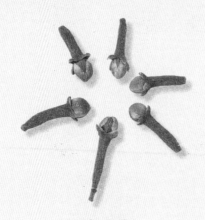

丁香
Ding Xiang

温中暖胃，消除腹痛

⊙丁香为常绿乔木。药材主产于坦桑尼亚、马来西亚、印度尼西亚等地。我国广东有少数地区出产。

别名： 雄丁香、公丁香、丁子香、支解香、百里馨

性味： 性温，味辛

归经： 归脾、胃、肺、肾经

功效： 温中降逆、散寒止痛、温肾助阳、抗菌、祛虫、健胃、止痛

药典摘要： "丁香，温中健胃，须于丸剂中同润药用乃佳。独用多用，易于僭上，损肺伤目。"——《本草通玄》

辨

【分辨产地】

我国广东、海南等地有栽培

【分辨形状】

丁香呈短棒状，显红棕色或暗棕色，上部为圆球形花蕾

【分辨体质】

适宜体质： 阳虚体质

不宜体质： 阴虚内热体质

【分辨人群】

适用人群： 脾胃虚寒、呕吐呃逆、食少吐泻、心腹冷痛、肾虚阳痿者

不宜人群： 热病及阴虚内热者

选

【选购标准】

选购丁香以个大、粗壮、色红棕、油性足、能沉于水、香气浓郁、无碎末者为佳。

【保存窍门】

丁香宜放置在干燥、通风处保存。

推荐养生用量：2~10克

【家庭常用补益方法】

研末：取丁香 3 克，研末，用黄酒送服，可调理心绞痛。

蒸食：丁香 10 个，鸭梨 1 个。将鸭梨洗净，鸭梨顶切开一块，去核，放入丁香，将梨顶盖好，放入蒸锅蒸熟，将丁香倒出，食用。每日 2 次，可止呕吐。

▶ 养生滋补方 ◀

滋补脾胃，助消化 丁香炖母鸡

材料：丁香、肉桂各 10 克，母鸡 1 只，生姜、葱白、白胡椒、盐各适量。

做法：生姜拍破，葱白切段，与母鸡、丁香、白胡椒、肉桂一起放进锅中，加 500 毫升水，用小火煨煮，煮至鸡肉将熟的时候，加盐调味即可。

丁香炖母鸡

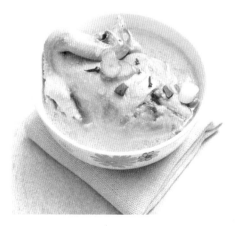

食用搭配宜忌

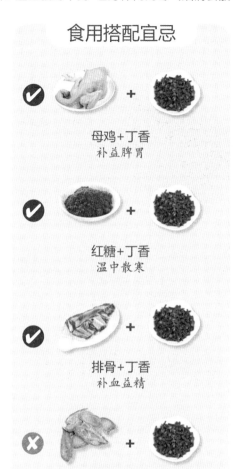

✔ 母鸡+丁香
补益脾胃

✔ 红糖+丁香
温中散寒

✔ 排骨+丁香
补血益精

✘ 郁金+丁香
药性相畏

中药典故

丁香花多成簇开放，好似结，被称为"丁香结"，所以我国古代诗人常以丁香为喻写愁。李商隐的《代赠》里就有"芭蕉不展丁香结"的诗句。

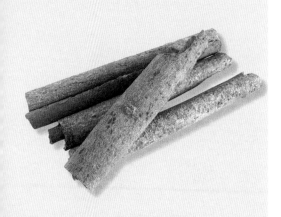

肉桂

Rou Gui

补火助阳，散寒止痛

⊙肉桂为樟科植物肉桂的干皮和枝皮。肉桂不仅是常用的调味品，可健脾开胃、行气化食，而且也可入药疗疾，为中医"五大味"之一。

别名： 玉桂、大桂、薄桂、牡桂

性味： 性大热，味辛、甘

归经： 归肾、脾、心、肝经

功效： 补火助阳、引火归元、散寒止痛、温通经脉

药典摘要： 肉桂"治腹内诸冷，血气胀痛"。——《本草拾遗》

辨

【分辨产地】

主产于广西、广东、云南、福建等地

【分辨形状】

卷筒状，外表粗糙，呈灰棕色，容易折断

【分辨体质】

适宜体质： 阳虚体质

不宜体质： 阴虚体质

【分辨人群】

适用人群： 适宜畏寒怕冷、胃寒冷痛、食欲缺乏、妇女产后腹痛、月经期间小腹发凉冷痛、腰膝冷痛、风寒湿性关节炎、慢性溃疡久不收口患者

不宜人群： 阴虚火旺、有出血症状者及孕妇

选

【选购标准】

肉桂以皮细肉厚，外皮灰褐色，断面平整，紫红色，油性大，香味浓，味甜微辛，嚼之少渣者为佳。

【保存窍门】

肉桂宜密封，放在阴凉干燥处，防潮防蛀。

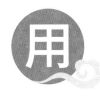

推荐养生用量：2~5克

【家庭常用补益方法】

冲服： 将肉桂研成粉末，每次取2~5克，直接用温水送服。散寒止痛。

烧菜： 将肉桂研成粉末加入菜肴或粥中烹调，有助于强健身体。

养生滋补方

温中补阳，散寒止痛 肉桂粥

材料：粳米 100 克，肉桂 3 克，红糖 20 克。

做法：将肉桂煎取浓汁，去渣；粳米淘洗干净。锅置火上，加入适量清水，放入粳米，用大火煮沸，然后加入肉桂药汁及红糖，煮至粥稠即可。

开胃消食 丁香肉桂红酒

材料：丁香 1 克，肉桂 5 克，白砂糖 200克，红葡萄酒 1000 毫升。

做法：将红葡萄酒、白糖、丁香末、肉桂四味原料合并混合，上锅隔水炖热，将药渣过滤即可服用。

散寒止痛 肉桂药栗粥

材料：肉桂 5 克，干姜 10 克，白术 20克，甘草 6 克，山药 30 克，茯苓 15 克，去壳栗子 50 克，糯米 50 克。

做法：将前 4 味中药放进砂锅中加水浸泡，先煎 30 分钟倒出药汁。再加水煎 20分钟后将药汁倒出来，两次药汁配合一起放进砂锅。再放入山药、茯苓、去壳栗子、糯米，用小火炖煮成粥。

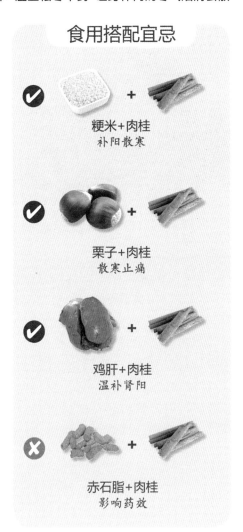

食用搭配宜忌

✓ 粳米+肉桂
补阳散寒

✓ 栗子+肉桂
散寒止痛

✓ 鸡肝+肉桂
温补肾阳

✗ 赤石脂+肉桂
影响药效

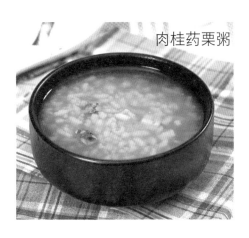

肉桂药栗粥

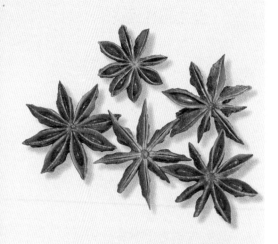

八角茴香

Ba Jiao Hui Xiang

温中散寒，理气止痛

⊙八角为八角科植物八角茴香的果实。八角茴香主要分布于我国南方地区，果实在秋冬季节采摘。

别名： 八角、大料、大茴香
性味： 性温，味辛
归经： 归肾、脾、胃经
功效： 散寒理气，开胃，缓解痉挛，减轻疼痛
药典摘要： "此药辛香发散，甘平和胃。"——《本草汇言》

辨

【分辨产地】

主产于广东、广西等地

【分辨形状】

八角呈棕褐色或红褐色，有不规则皱纹，果皮上侧多开裂成小艇形

【分辨体质】

适宜体质： 阳虚体质

不宜体质： 阴虚体质

【分辨人群】

适用人群： 寒凉腹痛、肾虚腰痛、胃寒呕吐、脘腹冷痛者

不宜人群： 阴虚火旺、胃热便秘者及孕妇

选

【选购标准】

选购八角茴香，以肉质肥厚、角平整、香味强烈、颜色深褐者为佳。

【保存窍门】

八角茴香宜放置在阴凉、干燥处保存，避光。

推荐养生用量：3~6克

【家庭常用补益方法】

单服：取八角茴香适量，炒后研成末，饭前用酒送服，可调理腰重刺胀。

水煎：八角、小茴香各 15 克，乳香适量。一同煎水，趁热服用，可使身体微微出汗。

煮粥：白术 12 克，八角茴香、花椒各适量，粳米 30 克。将白术、八角茴香、花椒装进纱布包里，放进锅中，加水适量煮 20 分钟，再放入粳米煮粥即可。有温中健脾、散寒利湿的作用。

养生滋补方

健脾胃，助消化 萝卜炖牛腩

材料：八角茴香 2 个，萝卜、牛腩各 120 克，料酒、生姜、葱、盐各适量。

做法：萝卜、牛腩分别洗净，切块；牛腩块冷水入锅，放进生姜、葱，武火烧开，撇去浮沫，再放入萝卜块、八角茴香、料酒。文火煮至牛腩熟烂，加入盐即可。

温中散寒，催乳 八角猪蹄汤

材料：八角 2 颗，猪蹄 1 只，黄豆 100 克，姜 3 片，料酒、米醋、盐各适量。

做法：黄豆提前一晚用水浸泡；猪蹄洗净，斩件，焯水。把黄豆、猪蹄、八角和姜片放进煲内，加适量水，大火煮沸后倒入料酒、米醋，转中小火煲 2 小时，下盐调味即可食用。

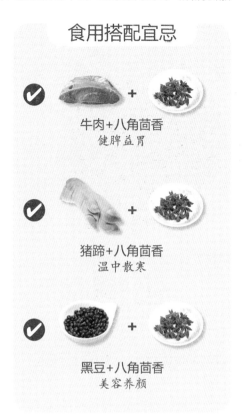

食用搭配宜忌

✓ 牛肉＋八角茴香
健脾益胃

✓ 猪蹄＋八角茴香
温中散寒

✓ 黑豆＋八角茴香
美容养颜

调理白癜风 黑豆煮八角

材料：八角茴香 2 个，黑豆 30 克，盐适量。

做法：将黑豆泡发，与八角茴香、盐一起煮熟或炒食。

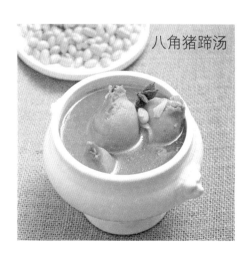

八角猪蹄汤

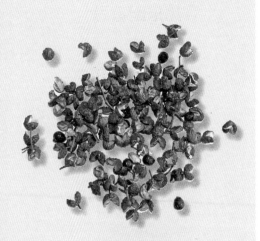

花椒
Hua Jiao

温中散寒，杀虫止痒

⊙花椒，分布在我国北部至西南，华北、华中、华南也有分布。四川汉源的花椒，自唐代就被列为贡品，古称"贡椒"。

别名： 川椒、蜀椒、点椒

性味： 性温，味辛

归经： 归脾、胃、肾经

功效： 温中散寒，暖胃止痛，杀虫止痒

药典摘要： "花椒坚齿、乌发、明目，久服，好颜色、耐劳、增年、健神。"——《本草纲目》

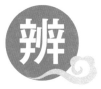

【分辨产地】
主产于华北、华中、华南等地

【分辨形状】
花椒呈紫红色，以颗粒饱满者为佳

【分辨体质】
适宜体质： 阳虚体质
不宜体质： 阴虚体质

【分辨人群】
适用人群： 脘腹冷痛、呕吐泄泻、虫积腹痛等
不宜人群： 阴虚火旺者、孕妇

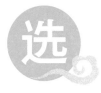

【选购标准】
选购花椒，以粒大、色紫红、香气浓烈者为佳。

【保存窍门】
花椒易挥发，不宜久藏，宜放置在通风干燥处保存。

推荐养生用量：3~6克

【家庭常用补益方法】

含漱： 取花椒适量，煎醋取汁，含漱。可调理牙齿风痛。

外用： 花椒 40 克，加水 500 毫升煮沸，加煮 20 分钟即可。取药汁熏洗患处，每次 30~50 分钟，早晚各 1 次。能够调理肛裂等。

水煎： 花椒 5 克，乌梅 8 克。水煎，去渣取汁，温服，每日 3 次。可调理脾虚湿阻型胃炎。

养生滋补方

催乳，回乳 花椒红糖饮

材料：花椒、红糖各 20 克。

做法：花椒用水浸泡 1 小时，取水，倒入锅中，煎煮 10 分钟，加红糖适量，搅拌均匀即可饮用。

花椒红糖饮

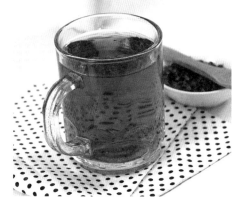

食用搭配宜忌

✔ 红糖 + 花椒
暖脾胃，回乳

✔ 鲜藕 + 花椒
养胃补虚

✔ 生姜 + 花椒
散寒止痛

✘ 羊肉 + 花椒
易致便秘

中药典故

古代人认为花椒的香气可辟邪，有些朝代的宫廷，用花椒渗入涂料以糊墙壁，这种房子称为"椒房"，是给宫女住的。后来就以椒房比喻宫女后妃。

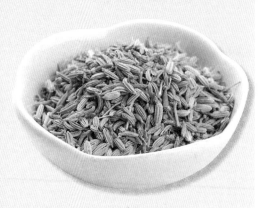

小茴香

Xiao Hui Xiang

散寒止痛，理气和胃

⊙小茴香是伞形科植物茴香的干燥成熟果实。本品入药首见于《药性论》，原名茴香。

别名： 怀香、谷香、茴香

性味： 性温，味辛

归经： 归肝、肾、脾、胃经

功效： 散寒止痛、理气和胃、补肾、强腰膝

药典摘要： 小茴香"温中快气之药也"。——《本草汇言》

【分辨产地】

全国各地均有出产

【分辨形状】

色泽黄绿、颗粒饱满，背面有 5 条纵棱

【分辨体质】

适宜体质： 阳虚体质

不宜体质： 阴虚体质

【分辨人群】

适用人群： 胃脘寒痛、遗尿、腰膝酸软者

不宜人群： 热证及阴虚火旺者

【选购标准】

选购小茴香，以颗粒均匀、大小适中、色泽黄绿、无柄梗、香味强烈者为佳。

【保存窍门】

小茴香应放置在阴凉、干燥处，避光保存。

推荐养生用量：3~6克

【家庭常用补益方法】

研末：小茴香 10~15 克，炒焦，研末，用开水分 3 次冲服。可调理腹痛。

煎水：小茴香、荔枝核、橘核各 6 克，一同煎水，每日饮用，可治疝气。

煮粥：粳米 40 克，小茴香适量。小茴香煎水，去渣取汁，放入粳米，煮成粥，食用。可以开胃消食。

▌ 养生滋补方 ▌

补脾健胃，帮助消化 小茴香粳米粥

材料：粳米 40 克，小茴香、盐各适量。
做法：小茴香放进砂锅中，加适量水煎煮，取汁。将粳米淘洗干净，和小茴香汁、盐一起放入锅中煮粥，煮至粳米熟烂即可。

健胃消食 黄豆小茴香

材料：黄豆 500 克、小茴香、肉桂、盐各适量。
做法：黄豆洗净，浸泡 8 小时后捞出，沥干水分。将小茴香、肉桂、盐放入锅中，加水适量，放入泡发好的黄豆，文火慢煮至黄豆熟。待水基本煮干后，起锅离火，揭盖冷却即可。

食用搭配宜忌

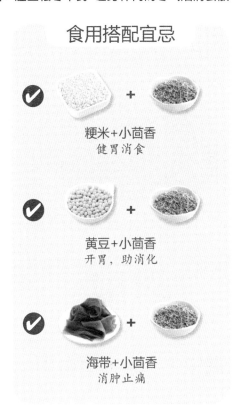

✔ 粳米+小茴香
健胃消食

✔ 黄豆+小茴香
开胃，助消化

✔ 海带+小茴香
消肿止痛

调理睾丸肿痛 小茴香海带汤

材料：小茴香 5 克，海带 30 克。
做法：小茴香、海带用水煎煮，吃海带，喝汤。

小茴香海带汤

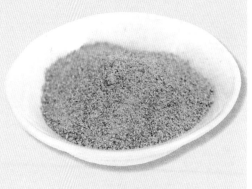

胡椒

Hu Jiao

温中下气，消痰解表

⊙胡椒，为胡椒科植物胡椒的果实，生长于隐蔽的树林中，分布于热带、亚热带地区，我国华南及西南地区有引种。

别名： 浮椒、玉椒、味履支

性味： 性热，味辛

归经： 归胃、大肠经

功效： 温中止痛、下气、消痰；杀虫、祛风、健胃

药典摘要： 胡椒"主下气，温中，去痰，除脏腑中风冷"。——《新修本草》

【分辨产地】

主产于广西、云南、海南等地

【分辨形状】

呈灰白色，个圆，坚实饱满

【分辨体质】

适宜体质： 阳虚体质

不宜体质： 湿热体质、阴虚体质

【分辨人群】

适用人群： 胃寒呕吐、腹痛泄泻、食欲缺乏、癫痫痰多者

不宜人群： 孕妇，风热感冒、湿热实火及阴虚有火者

【选购标准】

选购胡椒，以粒大、饱满、坚实、气味强烈者为佳。

【保存窍门】

胡椒宜密封，放置在阴凉、通风处。

推荐养生用量：3~6克

【家庭常用补益方法】

单服： 胡椒 1~3 克，用黄酒冲服，可以祛除脏腑中风冷。

外用： 胡椒 3 克，研末，用水调糊，敷在伤处，可调理虫子咬伤。

◄ 养生滋补方 ►

补脾益胃 牛肉胡萝卜胡椒汤

材料：胡椒、八角茴香各 10 克，牛肉 500 克，胡萝卜片、酱油各适量。

做法：胡椒、八角茴香、牛肉、胡萝卜片放进锅内，加水，武火煮沸后转文火煨 2 小时，加酱油调味即可。

温中和胃 胡椒猪肚汤

材料：胡椒 3 克，干姜、砂仁各 5 克，肉桂、陈皮各 3 克，猪肚 1 个，料酒、盐各适量。

做法：将药材包入纱布内，洗净猪肚，和药包一起放进锅中，加料酒炖煮，煮至猪肚熟烂，将药包取出，加盐调味即可。

温脾暖胃，调理脘腹冷痛 粳米胡椒粥

材料：胡椒 4 克，粳米 40 克。

做法：胡椒煎水取汁，加粳米一起煮粥。每天 1 次，连服 3~5 天。

食用搭配宜忌

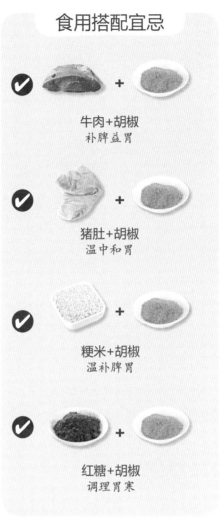

✔ 牛肉+胡椒
补脾益胃

✔ 猪肚+胡椒
温中和胃

✔ 粳米+胡椒
温补脾胃

✔ 红糖+胡椒
调理胃寒

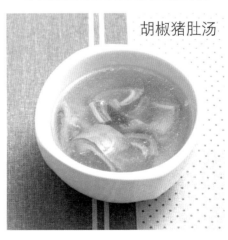

胡椒猪肚汤

服用中药常用"药引"

服用中药，有别于西药常以白开水送服。按照传统中医理论，患者在服用中药时，最好搭配一些"药引"，以增强药效。

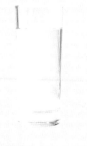

◎温水

温水具有助阳散寒、行气通络的功效。如果为寒盛阳虚之证，服用温热之剂时，就要用温水送服。

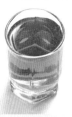

◎黄酒

黄酒有舒筋活络、发散风寒的功效，用于送服调理腰腿、肩臂疼痛，血寒经闭及产后诸症与跌打损伤的中成药，如大活络丸、追风丸、云南白药等。

◎姜汤

生姜有解表止咳、温中散寒的功效，用于调治风寒感冒、腹痛吐泻的中药常以此为引。可用于送服附子理中丸、藿香正气丸等。

◎米汤

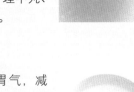

米汤可保护胃气，减少苦寒药对肠胃的刺激，常用以送服补气、健脾、止渴、利尿和滋补性中成药。如常用大米汤送服八珍丸、十全大补丸等；用小米汤送服治痢止泻的香连丸。

◎葱白汤

葱白汤有发散风寒、解表发汗的功效，可用于送服风寒感冒冲剂等。用时取新鲜葱白2~3根切碎，用水煎送服。

◎淡盐水

因咸味能够入肾，所以可用2%的淡盐水送服补肾类中成药，如六味地黄丸、金锁固精丸等。

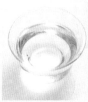

◎红糖水

凡调理内科血虚、血寒、产后恶露未净、乳汁稀少等症的中成药，宜以红糖水送服。

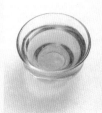

◎蜂蜜水

蜂蜜有补益和中、缓急解毒、润肺止咳的功效。凡调理肺燥咳喘、习惯性便秘症的中成药，以蜂蜜水送服为佳。

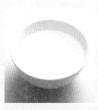

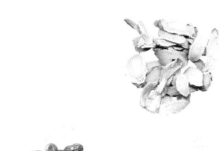
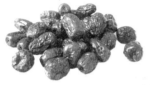
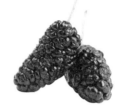
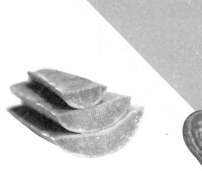

◆下 篇◆

一味小中药，呵护全家人

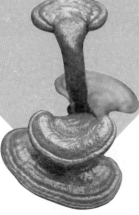
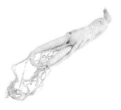
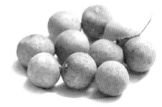

测一测你是哪种体质

平和体质

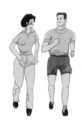

阴阳气血调和，以体态适中、面色红润、精力充沛等为主要特征。

阴虚体质

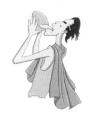

阴液亏少，以口燥咽干、手足心热等虚热表现为主要特征。

阳虚体质

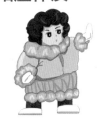

阳气不够，以畏寒怕冷、手足不温等虚寒表现为主要特征。

痰湿体质

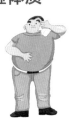

痰液凝固，以形体消瘦、腹部肥满、口黏苔腻等痰湿表现为主要特征。

湿热体质

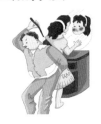

湿热内蕴，以面垢油光、口苦、苔黄腻等湿热表现为主要特征。

气郁体质

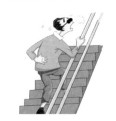

气机郁滞，以神志抑郁、焦躁不安等气郁现象为主要特征。

血瘀体质

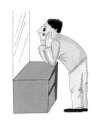

血行不顺畅，以肤色晦暗、舌质紫黯等血瘀现象为主要特征。

气虚体质

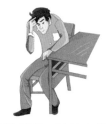

元气不够，以疲钝、气短、自汗等气虚现象为主要特征。

特禀体质

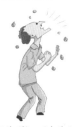

先天失常，以生理缺陷、过敏反应等为主要特征。

平和体质 绿豆、薏米、山药

⊙ 平和体质一般不需要调理，但如果夏季气候炎热、干燥少雨出汗多，容易耗气伤血，可适当选一些益气养血的药膳。如果是夏季梅雨季节，气候潮湿多雨，则可适当选用一些芳香祛湿的药膳，如绿豆薏米粥等。

选对药材，改善体质

⊙**绿豆**

清热解暑，去火

⊙**薏米**

健脾益胃，消肿化脓

⊙**山药**

益气养阴，补脾，润肺，益肾

延伸阅读

平和体质，平时应吃哪些食物？

　　平和体质的人，平时应该选取一些缓补阴阳的食物，增强体质。这类食物有：粳米、薏苡仁、豇豆、韭菜、甘薯、南瓜、核桃等。

平和体质饮食方

健脾益胃 南瓜薏米饭

材料：薏米 50 克，南瓜 200 克，大米 100 克。

做法：

1.南瓜洗净，去皮、去瓤，切成颗粒。薏米洗净，拣去杂质，浸泡 3 小时。大米洗净，浸泡半小时。

2.将大米、薏米、南瓜粒和适量清水放入电饭锅中。摁下"煮饭"键，蒸至电饭锅提示米饭蒸好即可。

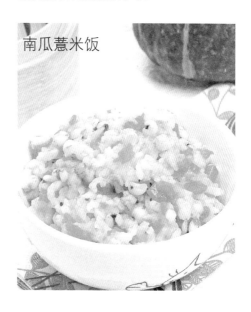

南瓜薏米饭

阳虚体质 鹿茸、杜仲、冬虫夏草

⊙ 阳虚体质是由于体内阳气不足导致身体虚寒、脏腑功能低下的表现。阳虚者可适当选择壮阳类的药材。平时可多吃一些羊肉、牛肉等补充身体热量与阳气的食物。

选对药材，改善体质

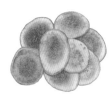

⊙**鹿茸**
生精补髓，养血益阳

⊙**杜仲**
强筋益阳，补肝肾

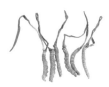

⊙**冬虫夏草**
补肺益肾，止血化痰，补精益气

延伸阅读

阳虚体质，平时应吃哪些食物?

阳虚体质的人，平时应该选取一些滋补肾阳的食物。这类食物有：黑豆、糯米、韭菜、胡萝卜、核桃、栗子、羊肉、鸽肉、鳝鱼等。

补阳食疗方

温肾补阳，调阳痿 鹿茸乌龙茶

材料：鹿茸 0.5 克，乌龙茶 5 克。
做法：将鹿茸、乌龙茶放在碗中，用沸水冲泡当茶饮用，可冲泡 3~5 次。

补肝益肾，消疲劳 杜仲五味茶

材料：杜仲、五味子各 3 克。
做法：将杜仲、五味子一起放入杯中，冲入沸水，盖盖子闷泡约 10 分钟后饮用。

杜仲五味茶

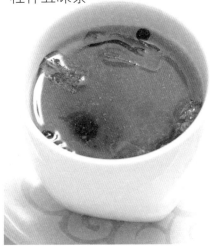

阴虚体质 枸杞子、百合、玉竹

⊙ 阴虚体质是由于体内津液精血亏少导致燥、热等阴虚内热的表现，主要有肺、肾、肝、胃阴虚。阴虚者可选滋阴类中药进补，平时宜少吃姜、葱、蒜、韭、椒等辛辣燥烈之品。

选对药材，改善体质

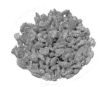

⊙枸杞子

滋补肝肾，益精明目

⊙百合

滋阴润肺，化痰止咳

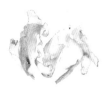

⊙玉竹

养阴，润燥，
除烦，止渴

延伸阅读

阴虚体质，平时应吃哪些食物？

阴虚体质的人，平时应该选取一些滋阴润燥、益气养阴的食物，比如梨、芹菜、桑葚、荸荠、白萝卜、猪肉、豆浆、蜂蜜等。

补阴食疗方

润肺止咳，安心养神 百合粥

材料：百合 30 克（干百合 20 克），糯米 50 克，红枣 10 颗，冰糖适量。

做法：

1.百合剥皮、去须、切碎（或干百合碾粉），用清水泡软；红枣洗干净；糯米淘洗干净，用清水浸泡 2 小时。

2.锅内倒入适量的清水烧开，放入糯米煮至九成熟，加红枣和百合煮至米粒熟烂即可。

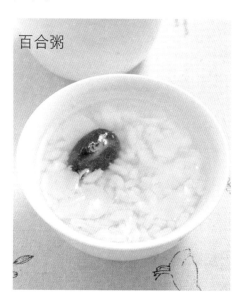

百合粥

气虚体质 人参、黄芪、山药

⊙ 气虚体质是一身之气不足导致气息微弱、脏腑功能状态低下的表现。气虚体质的人，宜补中益气。补中即补脾胃，脾胃可以运化食物，脾胃功能强健，食物的营养就能充分被人体吸收，则元气自然充实。气虚的人做调理，可以选用益气健脾的中药。

选对药材，改善体质

⊙人参
大补元气

⊙黄芪
补中益气，健脾益胃

⊙山药
补益肺脾肾之气

补气食疗方

益气补虚 人参山药二米粥

材料：人参3克，茯苓15克，山药30克，小米、大米各15克。

做法：将人参、茯苓、山药洗净，焙干，研成细粉备用；小米、大米淘洗干净；锅放置火上，加适量清水，放入小米、大米，加入人参粉、茯苓粉、山药粉，用小火炖至米烂成粥即可。

功效：益气补虚，健脾养胃。调理气虚引起的脾胃不足、倦怠乏力等不适。

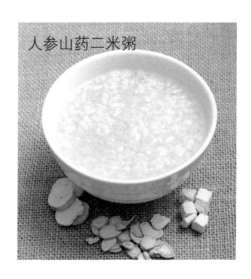

人参山药二米粥

◀ 延伸阅读 ▶

气虚体质，平时应吃哪些食物？

气虚体质的人，平时应适当增加益气健脾的食物，比如山药、糯米、小米、鸡肉、香菇、大枣、牛肉等。

血瘀体质 丹参、川芎、桃仁

⊙ 血瘀体质多由情绪长期抑郁、久居寒冷地区、脏腑功能失调导致血行不畅引起的。血瘀体质养生原则是活血化瘀、补气行气。

调养血瘀体质的首选中药是丹参，《神农本草经》列其为上品。丹参有促进血液循环、扩张冠状动脉、增加血流量，保护心肌缺血的功效。

选对药材，改善体质

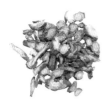

⊙**丹参**

活血化瘀，促进血液循环

⊙**川芎**

化瘀血，祛风止痛

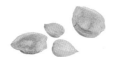

⊙**桃仁**

活血祛瘀，润肠通便

活血化瘀食疗方

活血化瘀 山楂丹参粥

材料：粳米 150 克，山楂（干）10 克，丹参 5 克，白糖 15 克。

做法：

1.将山楂洗净，去核，切片；丹参润透，切片；粳米洗净。

2.将山楂与粳米、丹参一起放入锅内，加适量清水，大火煮沸，小火煮 30 分钟，加白糖调味即可。

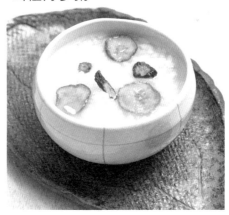

山楂丹参粥

延伸阅读

血瘀体质，平时应吃哪些食物？

血瘀体质的人，应多吃山楂、醋、玫瑰花等，少吃肥肉等油腻之品，不宜吃甘薯、栗子等易胀气的食物，不宜吃冷饮和冰镇食物。

痰湿体质 赤小豆、白扁豆、茯苓

⊙ 痰湿多由脾虚导致，吃进去的食物没有被转化成人体需要的营养物质反而变成黏稠物堆积在体内，这些黏稠物在中医里称为痰湿。痰湿一般是脾胃功能下降，也就是脾虚引起的。喝粥是改善痰湿体质最好的方式。

选对药材，改善体质

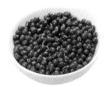

⊙**赤小豆**

利水消肿，解毒排脓

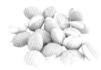

⊙**白扁豆**

健脾化湿，利尿消肿，清肝明目

⊙**茯苓**

利水渗湿，健脾，宁心

延伸阅读

痰湿体质，平时应吃哪些食物？

痰湿体质，平时应吃一些祛湿化痰的食物，比如芥菜、韭菜、生姜、白萝卜、洋葱、带鱼、鸡肉等。要少吃油腻辛辣食物，禁烟酒。

祛痰湿食疗方

健脾、益气、利湿 党参白术茯苓鲫鱼汤

材料：鲫鱼1条，党参10克，白术10克，茯苓10克，甘草3克，葱、姜各5克，植物油、料酒、味精和盐各适量。

做法：

1.将党参、白术、茯苓和甘草加水煎煮两次，两次取汁倒在一起备用。

2.将鲫鱼处理干净煎至两面金黄、放入葱段和姜片，倒入煎好的药汁，文火煮沸，加适量味精、黄酒和盐调味。

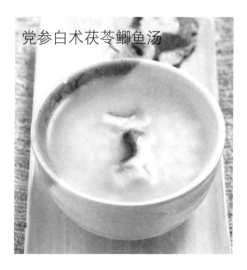

党参白术茯苓鲫鱼汤

湿热体质 薏米、金银花、决明子

⊙ 湿热体质以湿热内蕴为主要特征，调理以清热利湿为主。应选用一些清热去湿的中药或食材。可选用薏米、红小豆、玄参、茯苓等清热利湿功效好的中药，多用金银花、决明子等泡茶饮用对于驱散湿热也有不错的效果。平时宜少吃辛辣香燥、黏糯滋腻之品，戒烟酒。

选对药材，改善体质

⊙薏米
健脾、利尿、清热、镇咳

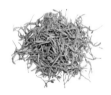

⊙金银花
宣散风热，清解血毒

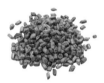

⊙决明子
清肝明目，利水通便

延伸阅读

湿热体质，平时应吃哪些食物？

湿热体质的人，要多吃一些清热化湿的食物，比如红豆、苦瓜、番茄、荸荠、西瓜、南瓜、糯米、红枣、荔枝、鲫鱼等。

祛湿热食疗方

补脾，利湿健脾 山药薏米豆浆

材料：黄豆50克，薏米20克，山药30克。

做法：

1.黄豆浸泡12小时，洗净；薏米洗净，浸泡2小时；山药去皮、洗净，切碎。

2.将山药、黄豆、薏米倒入全自动豆浆机中，加水至上、下水位线之间，煮至豆浆机提示豆浆做好即可。

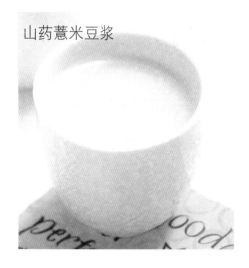

山药薏米豆浆

气郁体质 柴胡、玫瑰花、菊花

⊙ 气郁体质多由忧郁烦闷、心情不畅所导致，气郁得不到调理，还会产生瘀血、痰湿。平时应多吃些疏肝理气化郁的药膳和食物。

菊花、玫瑰花、陈皮都是舒缓气郁体质很好的药材。肝郁不舒时，可泡玫瑰花茶、菊花陈皮茶饮用，可以舒肝解郁。

选对药材，改善体质

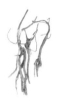

⊙柴胡

疏肝解郁，理气

⊙玫瑰花

活血止痛，行气解郁

⊙菊花

理气，疏风平肝

延伸阅读

气郁体质，平时应吃哪些食物？

气郁体质的人，平时应该吃些疏肝理气解郁的食物，比如莲藕、白萝卜、苦瓜、洋葱、柑橘、柚子、桃、石榴等。

理气化郁食疗方

疏肝解郁，理气止痛 玫瑰花茶

材料：干玫瑰花6朵。

做法：将干玫瑰花放在杯中，用沸水冲泡，当茶饮用。

去风下气，排毒 菊花陈皮茶

材料：菊花干品、金盏花干品各3朵，陈皮4克。

做法：将上述材料一起放入杯中，倒入沸水，盖盖子闷泡5分钟后饮用。

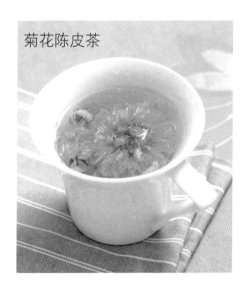

菊花陈皮茶

特禀体质 黄芪、白术、防风

⊙ 特禀体质，即过敏体质，多由先天禀赋不足又外感风邪引起。特禀体质者的日常饮食要均衡、清淡，粗细搭配得当，荤素搭配合理。

黄芪15克，白术、防风各10克，煎药服用，对改善特禀体质效果较佳。如果选用中成药，就用玉屏风散。

选对药材，改善体质

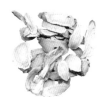

⊙黄芪

益气固表，止汗敛湿

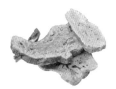

⊙白术

补气健脾

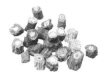

⊙防风

发表祛风，胜湿止痛

延伸阅读

特禀体质，平时应吃哪些食物？

特禀体质的人，平时应吃些温平食物。如小米、白萝卜、山药、胡萝卜、土豆、绿豆、红枣等。

改善特禀体质食疗方

抵抗外邪 黄芪乌鸡汤

材料：乌鸡500克，黄芪10克，胡萝卜30克，葱丝、姜丝、盐、胡椒粉各适量。

做法：

1.乌鸡宰杀，去内脏，清洗干净；黄芪切片；胡萝卜洗净，切片。

2.乌鸡焯煮，去血水，放入大汤碗，配上黄芪和胡萝卜。

3.将盐、胡椒粉用水化开，浇在黄芪和乌鸡上，上锅蒸半小时即可。

黄芪乌鸡汤

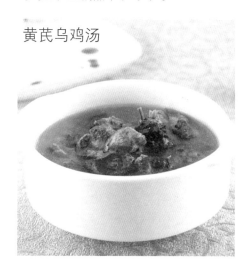

感冒 葱白、生姜、薄荷、菊花

⊙ 感冒分为风寒感冒和风热感冒。风寒感冒因风吹受凉引起，秋冬发生较多；风热感冒因感受风热引起，多发生在春夏季节。

风寒感冒表现症状：发热又怕冷、无汗、鼻塞、流清涕、口不渴、咽不红。

风热感冒表现症状：发热，微微有汗，并伴有头痛、鼻塞、流黄涕、喷嚏、咳嗽声重、咽喉肿痛、口干唇红等。

小中药有疗效

风寒感冒常用药

⊙葱白
发汗，散寒

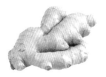

⊙生姜
散寒温肺，止咳嗽

风热感冒常用药

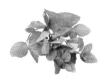

⊙薄荷
疏散风热，清利头目

⊙菊花
清肝明目，疏风散热

小偏方大功效

调理风寒感冒 葱姜豆豉饮

葱白、生姜、淡豆豉各 10 克。将葱白、生姜、淡豆豉一同放入电饭煲中，煮 20 分钟左右即可。每日 2 次，趁热饮用。可祛风散寒治感冒。

治感冒美味药膳

薄荷粥

材料：薄荷 15 克，粳米 60 克。

做法：将薄荷洗净，沥干；粳米洗净，放入锅上，加清水适量；先用大火煮沸，再小火煮烂，加入薄荷叶，烧沸即可。

用法：早晚餐温热空腹食用。

功效：祛风热，治感冒。

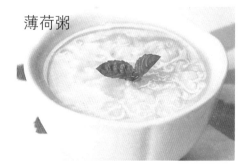

薄荷粥

咳嗽 生姜、百部、川贝、百合

⊙ 咳嗽分为风寒咳嗽和肺热咳嗽。风寒咳嗽主要由感受风寒所致；肺热咳嗽多由外邪袭肺，或饮食不节、蕴而化热，由于风燥伤肺引起。

风寒咳嗽表现症状：咳痰稀薄色白，常伴有鼻塞、流清涕、头痛，或恶寒发热、无汗、舌苔薄白。

肺热咳嗽表现症状：经常反复咳嗽，咳黄痰，伴有咽痛、口干、尿赤、身热等。

小中药有疗效

风寒咳嗽常用药

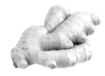

⊙**生姜**

解表散寒，温肺止咳

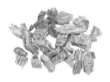

⊙**百部**

润肺止咳

肺热咳嗽常用药

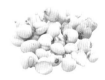

⊙**川贝**

清热化痰，润肺止咳

⊙**百合**

养阴润肺，止咳化痰

小偏方大功效

芫荽姜汤 解表散寒治咳嗽

将芫荽 10 克洗净切细碎，生姜 10 克洗净切片；将生姜放锅中，加水 1 碗，煮沸 2 分钟，再加入芫荽煮片刻即可。

止咳美味药膳

川贝雪梨猪肺汤

材料：猪肺 120 克，川贝 9 克，雪梨 1 个。

做法：

1.猪肺洗净切片，放开水中煮 5 分钟，再用冷水洗净；将川贝洗净打碎，雪梨连皮洗净，去蒂和梨心，梨肉切块。

3.各物料全部放入沸水锅内，文火煮 2 小时，调味后随量饮用。

功效：润肺，化痰，止咳。

川贝雪梨猪肺汤

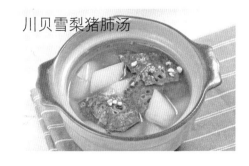

便秘 芦荟、蜂蜜、肉苁蓉

⊙ 便秘通常是指粪便在肠内滞留过久，排便周期延长，或粪质干燥，难以排出，或经常便而不畅的症状。长期便秘可能会引起腹胀、腹痛、痔疮、肛裂、头晕、食欲减退或睡眠不安。中医认为，便秘多为肠道积热、肠道津亏、气血不足所致，所以，调治便秘应以清热润肠、养阴生津、补益气血为主。

小中药有疗效

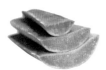

⊙**芦荟**
泻火解毒，清胃理肠

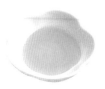

⊙**蜂蜜**
补虚润肠

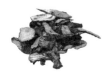

⊙**肉苁蓉**
促进年老体虚者通便

小偏方大功效

清火，润肠，通便 芦荟叶汁

取芦荟叶适量洗净，去刺，去皮，切成小块，放入料理机中打碎、过滤。饭后取芦荟汁3～5克，加入适量砂糖服用。

补肾助阳，润肠通便 肉苁蓉饮

肉苁蓉30克，用水煎汤，饮服，分3次服用。

润肠通便美味药膳

香油蜂蜜茶

材料：蜂蜜50克，香油25克。

做法：将蜂蜜倒入杯中，用筷子或小勺不停地搅拌使其起泡。当泡浓密时，一边搅动一边将香油缓缓注入蜂蜜内，共同搅拌均匀。

用法：早晨空腹饮用。

功效：补虚润肠，可改善便秘症状。

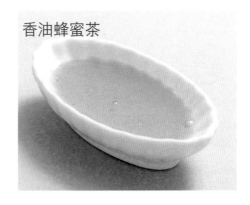

香油蜂蜜茶

腹泻 广藿香、砂仁、糯米

⊙ 中医认为，腹泻多因身体感受外邪、脏腑功能失调所致，其中以湿邪和脾胃功能失调造成的腹泻较为多见。因此，易患腹泻的人，可多吃一些具有健脾止泻及有收敛作用的粥膳。

腹泻患者平时宜进食山药、莲子、山楂、白扁豆等帮助消化之物，忌食生冷、油腻、辛辣、荤腥的食物。

小中药有疗效

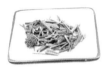

⊙**广藿香**

健脾化湿，止泻

⊙**砂仁**

醒脾暖胃，止腹泻

⊙**糯米**

健脾止泻，固涩

小偏方大功效

化湿健脾，润肠止泻 藿香粥

将广藿香 15 克研成细末；糯米 30 克淘洗干净。锅置火上，加入适量清水，放入糯米，大火煮开，转小火煮至米粒开花时加入广藿香末，煮成稀粥即可，每日 1 剂，分次服食，连食 3 天。

止腹泻美味药膳

鲫鱼羹

材料：荜茇 10 克，缩砂仁 10 克，陈皮 10 克，大鲫鱼 1000 克，大蒜 2 头，胡椒 10 克，葱、食盐、酱油、泡辣椒、植物油各适量。

做法：

1.将鲫鱼去鳞、鳃和内脏，清洗干净。

2.在鲫鱼腹内装入陈皮、缩砂仁、荜茇、大蒜、胡椒、泡辣椒、葱、食盐、酱油备用。

3.锅内放入植物油烧开，将鲫鱼放入锅内煎熟，再加入水适量，炖煮成羹即成。

功效：具有醒脾暖胃的作用，适用于脾胃虚寒之慢性腹泻、慢性痢疾等症。

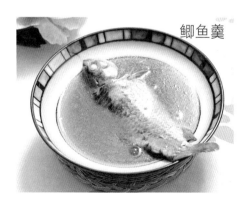

鲫鱼羹

呕吐 生姜、陈皮、广藿香

⊙ 呕吐是指胃失和降，气逆于上，迫使胃中之物从口中吐出的一种病症。多由感受外邪、饮食不节、情志失调、病后体虚引起。

呕吐患者平时不可暴饮暴食，忌食生冷、辛辣、香燥、油腻之品。

小中药有疗效

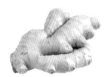

⊙生姜
温中止呕

⊙陈皮
疏理气机，降逆止呕

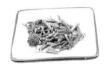

⊙广藿香
化湿，解暑，止呕

清热止呕 凉拌藿香

取广藿香鲜叶 250 克，放入刚煮沸的水锅内焯一下，捞出，放在清水中洗净，挤干水。将广藿香叶切成段，放入盘中，加入味精、盐、姜汁、香油拌匀，即可食用。

止呕吐美味药膳

陈皮粳米粥

材料：陈皮 20 克，粳米 100 克。

做法：陈皮洗净，放入锅中，加适量水，煎取药液，去渣取汁；粳米淘洗干净，放入锅中，加适量水，调入陈皮汁，煮粥。

功效：顺气健脾，和胃止呕。

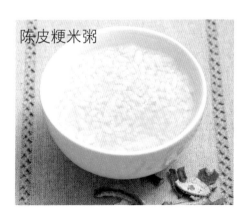

陈皮粳米粥

小偏方大功效

和胃止呕 生姜片

材料：新鲜生姜 1 块。

做法：将生姜洗净，切成薄片，放入口中咀嚼，边嚼边咽姜汁，通常嚼 1~3 片即可止呕。

慢性胃炎 人参、莲子、玉竹

⊙ 慢性胃炎是由各种病因引起的胃黏膜慢性炎症，是常见病，分为浅表性胃炎和萎缩性胃炎两种。其症状是上腹疼痛、食欲减退和餐后饱胀，进食不多但觉过饱。症状常因冷食、硬食、食辛辣或其他刺激性食物而引发或加重。

小中药有疗效

⊙**人参**

健脾养胃，补益五脏

⊙**莲子**

温中散寒，暖胃止痛

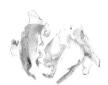

⊙**玉竹**

减少胃酸分泌，缓解胃痛

小偏方大功效

健脾暖胃，燥湿 莲子粥

将50克莲子洗净，浸泡2小时；糯米50克淘洗干净。锅置火上，加入适量清水，放入莲子，大火煮开，转小火煮30分钟，放入糯米，煮至粥熟，加入适量红糖即可。

调理胃炎美味药膳

人参猪肚汤

材料：人参5克，猪肚250克，核桃仁20克，葱段5克，姜片10克，盐4克，酱油、料酒各8克。

做法：

1. 人参洗净浮尘；猪肚清洗干净，切丝。

2. 人参放入砂锅中，加适量清水浸泡20~30分钟后置火上，放入猪肚、核桃仁、葱段、姜片，淋入酱油、料酒及没过锅中食材约3厘米的清水，大火烧开后转小火煮至猪肚熟透，加盐调味即可。

功效：人参能补益五脏，健脾的效果更为突出；猪肚能健脾胃，适宜脾胃虚弱的人食用。

人参猪肚汤

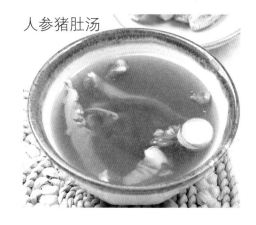

高血压　山楂、夏枯草、玉米须

⊙ 高血压是指静息状态下收缩压 ≥ 140 毫米汞柱或（和）舒张压 ≥ 90 毫米汞柱，一般临床表现为：头疼、眩晕、耳鸣、心悸气短、失眠、肢体麻木等症，且常伴有心脏、血管、脑和肾脏等器官功能性或器质性改变的全身性疾病。

小中药有疗效

⊙山楂

扩张血管，降低血压和血脂

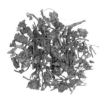

⊙夏枯草

清火明目，降血压

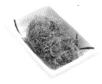

⊙玉米须

清热利尿，消肿降压

小偏方大功效

降压降脂 山楂红糖水

鲜山楂 120 克，红糖 50 克。鲜山楂洗净捣碎，和红糖一起放进锅内，加清水 500 毫升，用中火煎煮 30 分钟。去渣，饭后饮用。

清热，降压 玉米须茶

将 50 克玉米须，放入锅中，加入适量的水煎煮 15~30 分钟，饮茶即可。

降压美味药膳

夏枯草煲猪肉

材料：夏枯草、桑葚、牡蛎各 20 克，猪瘦肉 250 克，酱油、盐、糖各适量。

做法：

1. 将夏枯草、桑葚、牡蛎洗净，猪瘦肉洗净，切成块；将夏枯草与牡蛎一起煎汁。

2. 将药汁与猪瘦肉用小火煲，煮至七成熟时，加入桑葚、酱油、盐、糖，继续煮至肉熟烂，汁液收浓即可。

功效：清肝热、散郁结、降血压。

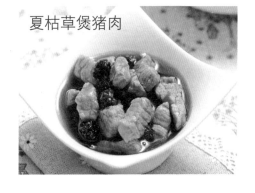

夏枯草煲猪肉

糖尿病 枸杞子、山药、西洋参

⊙ 糖尿病，有"三多一少"症状（多饮、多食、多尿和体重减轻），故多属中医"消渴"范畴，其病因复杂，病机特点多概括为"阴虚燥热"。

平衡膳食是调理糖尿病不可缺少的手段。糖尿病患者每天要进食以下几类食物：谷类与薯类，蔬菜与水果类，肉、禽、鱼、蛋、豆、乳类。

小中药有疗效

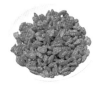

⊙**枸杞子**

健脾滋阴，补肝益肾

⊙**山药**

补脾益气，调节血糖

⊙**西洋参**

含有皂苷成分，双向调节血糖

小偏方大功效

控制饭后血糖 山药粥

山药 1 根，大米 30 克。山药洗净后，去皮、切段，大米淘净。锅中加水，将山药和大米放入锅中，煮熟即可。

调节胰岛素分泌 西洋参茶

取西洋参 10 克，用沸水冲泡，食用即可调节血糖。

降糖美味药膳

枸杞子炖兔肉

材料：兔肉 200 克，枸杞子 10 克，姜、料酒、葱、盐各适量。

做法：

1. 将兔肉洗净，剁成块，加姜、葱、料酒腌制片刻。

2. 将腌制好的兔肉放入砂锅，加枸杞子和适量清水，大火烧开，转小火炖熟，最后加盐调味即可。

功效：具有补益肝肾、健脾滋阴的作用，适用于糖尿病、肝肾不足者。

枸杞子炖兔肉

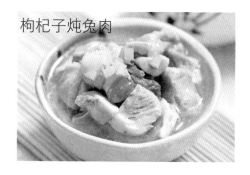

血脂异常 山楂、陈皮、白果

⊙ 血脂异常指的是血液中的脂肪过高，并由此引发一系列临床病理表现的病症。中医认为，血脂异常的病因是血中有痰。吃得太好、运动不够，气血运行速度跟不上，慢慢地身体内就会沉积很多垃圾，这就是痰。大量的痰堆积在血液里，很容易阻塞经络。

小中药有疗效

⊙山楂
活血化瘀，调节血脂

⊙陈皮
降脂化浊，活血通脉

⊙白果
降血压，降血脂

小偏方大功效

活血降脂 山楂陈皮茶

山楂和陈皮各 10 克，分别洗净。将山楂和陈皮一同放入锅内，加入适量的清水，煎煮 30 分钟，去渣取汁，用其冲泡乌龙茶 5 克，加盖闷 15 分钟即可。

调节血脂美味药膳

白果蒸蛋

材料：白果仁 15 克，鸡蛋 1 个，盐少许。

做法：

1. 白果仁去除胚芽，放入滚水中煮至熟软，捞起备用。

2. 鸡蛋打入碗中调匀，加入适量水，再加盐继续调匀，盛入蒸碗中加入煮好的白果仁备用。

3. 蒸锅中倒入半锅水烧热，放入盛有白果仁、蛋汁的蒸碗，隔水蒸 8~10 分钟，在锅内水将滚时，搅拌一下蛋汁，使白果仁浮出蛋面，继续蒸至蛋汁凝固即可。

功效：能加速低密度脂蛋白的降解，降低甘油三酯的含量。

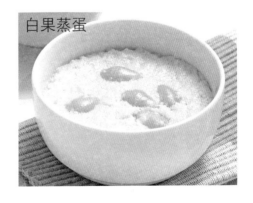

白果蒸蛋

冠心病 何首乌、柏子仁、三七

⊙ 冠心病是冠状动脉粥样硬化心脏病的简称，是当前老年人最常见、危害性最大的心脏疾病。它又分为心绞痛、心肌梗死、缺血性心脏病中的心力衰竭和心律失常等。心绞痛是冠心病的主要症状之一，是由于冠状动脉供血不足，心肌急剧的、暂时的缺血与缺氧所引起的。

小中药有疗效

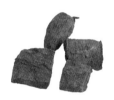

⊙**何首乌**

活血通络，安心神

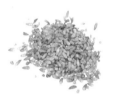

⊙**柏子仁**

养心安神

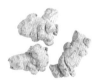

⊙**三七**

散瘀止血，消肿定痛

小偏方大功效

缓解动脉硬化 山楂柿叶茶

柿叶 10 克，山楂 12 克，茶叶 3 克，一起放入茶杯中用开水冲泡即可，可频频饮用。

调理冠心病美味药膳

首乌天麻甲鱼汤

材料：何首乌 30 克，制天麻 15 克，乌龟 1 只（约 500 克），生姜 4 片，枸杞子 30 克，葱花、姜末各 5 克，料酒、酱油各 10 克，盐 3 克。

做法：

1. 将甲鱼活杀，去内脏，洗净，用开水烫去血水，去黑皮，切块。

2. 将所有用料一齐放入砂锅内，加适量清水，大火煮沸后，小火煮 2 小时后调味即可。

功效：适用于老年人肾阴亏虚者，尤其适合兼患高血压、冠心病等心脑血管病症患者。

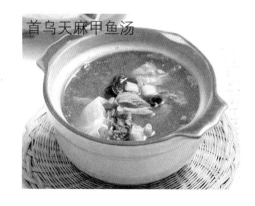

首乌天麻甲鱼汤

阳痿 肉苁蓉、芡实、枸杞子

⊙ 阳痿是中老年男性易患的一种性功能障碍疾病。中医认为，此病多由命门火衰、心脾两虚等引起。阳痿患者饮食应遵循温阳补肾、益精壮阳的原则，除加强一般营养外，还要多吃一些益肾壮阳的食物。

小中药有疗效

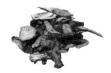

⊙肉苁蓉
益精血，润肠通便，温补肾阳

⊙芡实
健脾止泻，益肾固精

⊙枸杞子
滋阴补肾

小偏方大功效

改善男性阳痿 苁蓉枸杞子饮

肉苁蓉、何首乌、枸杞子各 10 克，用清水煎煮 2 次，去渣取汁饮用。每天早晚各 1 次。

壮阳美味药膳

枸杞子羊肾韭菜粥

材料：羊肾 1 对，韭菜 150 克，枸杞 30 克，大米 100 克，盐适量。

做法：

1.将羊肾洗净，纵向对半切开，去白色筋膜和臊腺，切丁；韭菜洗净，切碎；大米淘洗干净。

2.将羊肾、枸杞、大米放入锅内，加适量水，大火烧开，转小火继续熬煮至粥七成熟时，加入韭菜，小火熬煮至熟，加盐调味即可。

功效：补肾益阳，健胃提神，调和脏腑。

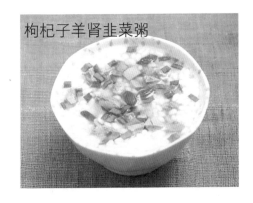

枸杞子羊肾韭菜粥

早泄 韭菜子、白果、锁阳

⊙ 早泄多由情志内伤、湿热侵袭、纵欲过度、久病体虚等导致。中医认为该病与肾、心、脾虚损有关。

早泄患者应多食用壮阳益精之品。如核桃、羊肉、韭菜子等，禁食生冷、肥甘厚腻、辛辣之物，如生鱼片、冬瓜、辣椒、茴香等。忌烟酒、浓茶、咖啡等。

小中药有疗效

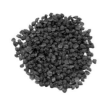

⊙**韭菜子**
温补肝肾，壮阳固精

⊙**白果**
收涩固精

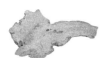

⊙**锁阳**
补肾助阳

小偏方大功效

温肾壮阳，治早泄 韭菜子散

韭菜子适量，用盐水拌润，隔1夜后微炒，研成细末，每晚服用6克，可以温肾壮阳。

调理早泄美味药膳

白果烧鸡

材料：白果5克，母鸡1只，姜3片，料酒、盐适量。

做法：

1. 将母鸡收拾干净，用刀沿鸡背脊处剖开（注意腹部不要切开），随冷水入锅烧至将沸时取出，用清水洗净，去血待用。

2. 将白果壳敲开，连壳入开水锅略焯取出，剥去壳洗净。

3. 将整只母鸡入锅，加水，放姜片、绍酒，加盖烧30分钟左右，至鸡半熟、汤汁趋浓后，再倒入大砂锅内，放入白果、盐，加盖用文火烧15分钟左右，至鸡肉酥烂、汤浓出锅，倒入碗中即可。

功效：补气养心，滋阴益肾，调理早泄。

白果烧鸡

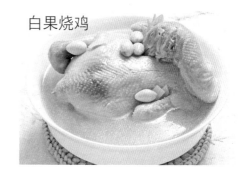

痛经 红花、山楂、川芎

⊙ 中医认为，痛经一是因为气血虚弱或肝肾亏损造成的，即"不荣则痛"；二是因为气血运行不畅所导致，即"不通则痛"。因此，因痛经求医的女性，中医多采用温经行气、活血化瘀等方法调理。

小中药有疗效

⊙红花
活血通经，祛瘀止痛

⊙山楂
健脾胃、消食积、化瘀血

⊙川芎
活血行气，止痛

小偏方大功效

化瘀调经 红花酒

将 18 克红花倒入 300 毫升白酒中煎煮，煎到液体约为 150 毫升时即可。每剂分 2~3 次服用。

缓解经期腹痛 山楂红枣饮

山楂 50 克，红枣 15 枚，生姜 15 克，一起用水煎服，每天 1 剂，分 2 次服用。

缓解痛经美味药膳

川芎鸭

材料：川芎 5 克，鸭肉 200 克，姜、盐、植物油各适量。

做法：

1. 将川芎洗净；鸭肉洗净，切块；姜切丝。
2. 锅置火上，倒入植物油，烧至六成热，放入姜丝爆香，然后放入鸭块略炒，加水适量，放入川芎，小火炖 1 小时，最后加盐调味即可。

功效：活血滋阴，利水消肿

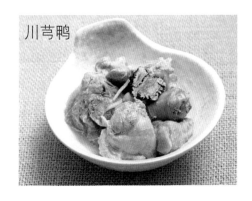

川芎鸭

白带过多 薏苡仁、山药、白扁豆

⊙ 中医认为，带下病主要是脾虚、肾虚、肝火旺盛或湿热引起的。一般白带颜色异常、有臭味，是实证，需要清热化湿；而白带量多、色白或清稀，没有什么异味，是虚证，需要补脾肾。

小中药有疗效

⊙薏苡仁
利水渗湿，健脾，除痹，清热排脓

⊙山药
用于脾虚食少，泄泻便溏，白带过多

⊙白扁豆
补脾化湿，止带

小偏方大功效

健脾化湿，涩精止带 白扁豆饮

炒白扁豆 20 克，水煎，每日 1 剂，分 2~3 次服用。

止白带美味药膳

薏苡仁山药粥

材料：山药 60 克，薏苡仁 30 克。

做法：两味食物一起煮粥，每日服用 2 次。

功效：利水渗湿，健脾，止白带。

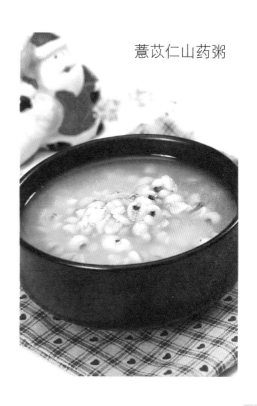

薏苡仁山药粥

产后虚弱 太子参、黄芪、当归

⊙ 产后虚弱是指女性产后的一种亚健康或疾病状态，由于分娩过程中的能量消耗、创伤和出血，导致其元气耗损、气血不足，称为产后体虚。主要症状有：怕冷、怕风、出虚汗、腰膝酸软、小腹冷痛、心悸气短、四肢乏力、月经量少、白带多等。

小中药有疗效

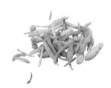

⊙太子参
补益脾肺，益气生津

⊙黄芪
补中益气，强健身体

⊙当归
补气益血

小偏方大功效

补元气，调理虚弱 参麦茶

太子参9克、浮小麦15克，放入盛有沸水的保温杯中，浸泡15~20分钟后，代茶饮用。每日1剂，可连续服用。

缓解产后体虚 桂圆当归茶

将桂圆肉10克、当归5克一起放入杯中，冲入沸水，盖盖子闷泡约15分钟后饮用。

产后体虚美味药膳

黄芪鳝鱼汤

材料：黄鳝肉300克，切段；黄芪30克，洗净后装进纱布袋中。

做法：将黄鳝肉和黄芪一起放入砂锅中同炖，熟后将药袋取出，并加入精盐、姜末等调味即可。连肉带汤一起食用。

功效：补中益气，调治产后身体虚损。

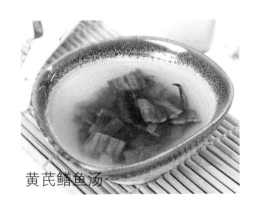

黄芪鳝鱼汤

小儿发热 荷叶、芦根、金银花

⊙ 发热是小儿最常见的症状，如果幼儿的肛温高于 37.8℃，口温高于 37.3℃，腋温高于 36.8℃，即为发热。宝宝发热一般是由疾病引起的，如呼吸道和消化道感染、脑膜炎、泌尿道感染等。宝宝发热时，消化液的分泌减少，胃肠蠕动减慢，使消化功能明显减弱。

小中药有疗效

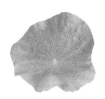

⊙荷叶

清热解暑，升发清阳

⊙芦根

清热除烦

⊙金银花

清热解毒，散风热

小偏方大功效

生津止渴，清热 五汁饮

将梨 100 克、荸荠 50 克洗净后去皮切碎，鲜藕 50 克去皮洗净切碎，金银花、芦根洗净切碎。将各味一同混合后用纱布包好并绞取其汁即可。

清热退烧美味药膳

荷叶粥

材料：新鲜荷叶 1 张，粳米 100 克，冰糖适量。

做法：

1. 大米洗净，浸泡半小时；荷叶洗净，撕为两半。

2. 锅内放入大米，加适量水煮粥，待粥快熟时，将半张荷叶浸入粥内，另外半张覆盖在粥上，焖 15 分钟左右；揭去荷叶再煮沸片刻，加冰糖调味即可。

功效：具有清热解暑、升发清阳的作用，适合发热宝宝食用。

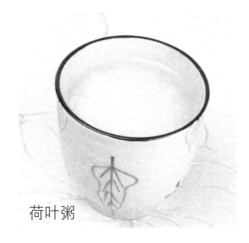

荷叶粥

小儿咳嗽 川贝、杏仁、石菖蒲

⊙ 咳嗽是小儿呼吸道疾病的常见症状之一，咳嗽是人体的一种保护性呼吸反射动作，小儿咳嗽多由上呼吸道感染、支气管炎、咽喉炎、过敏及吸入异物引起。

小儿咳嗽是宝宝呼吸道常见病症，多在冬、春季发病，发病年龄多在1~3岁。

小中药有疗效

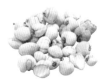

⊙川贝
润肺、化痰、止咳嗽

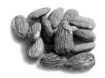

⊙杏仁
止咳平喘，润肺化痰

⊙石菖蒲
化湿开胃，除痰

小偏方大功效

止咳化痰 川贝杏仁饮

将川贝母6克洗净，杏仁3克去皮洗净。将川贝母、杏仁一起放入锅中，加适量的水同煮，水沸后加入适量冰糖，改用小火再煮30分钟即可。

润肺止咳美味药膳

川贝雪梨粥

材料：糯米100克，雪梨1个，川贝10克，蜂蜜适量。

做法：

1.雪梨洗净，去皮除核，切片；糯米洗净，用水浸泡4小时。

2.锅置火上，倒入适量清水煮沸，加入糯米，大火煮沸，转小火熬煮至黏稠。

3.放入梨片、川贝，用小火熬煮5分钟，放凉后，淋上蜂蜜即可。

功效：清热，润肺化痰。

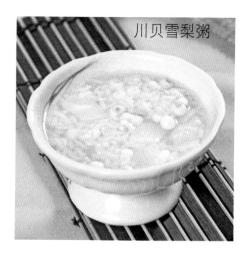

川贝雪梨粥

小儿厌食 神曲、鸡内金、山楂

⊙ 小儿厌食症是指较长期食欲减退或食欲缺乏为主的症状，主要症状有：呕吐、食欲缺乏、腹泻、便秘、腹胀、腹痛和便血等。但是大多数小儿厌食症不是由于疾病引起，而是由于不良的饮食习惯、不合理的饮食制度、不佳的进食环境造成的。

小中药有疗效

⊙**神曲**
消食下气，调理脾胃

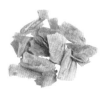

⊙**鸡内金**
健胃消食，帮助消化

⊙**山楂**
健脾益胃，消除积食

小偏方大功效

温胃健脾，促进消化 温脾饼

白术 200 克、鸡内金 100 克研成细末、焙熟，干姜 100 克研末，和枣肉250 克一同捣成泥，做成小饼，在木炭火上炙干。当点心，细嚼慢咽食用。

消食，益脾胃 山楂白萝卜汁

白萝卜 100 克，鲜山楂 50 克，水煎取汁 300 毫升，当茶饮用，可消食化积，帮助消化。

健胃消食美味药膳

神曲粳米粥

材料：神曲 20 克，粳米适量，冰糖适量。
做法：
1. 将神曲洗净，捣烂取汁，煎取药汁后，去渣；粳米洗净。
2. 锅置火上，放入适量清水，放入粳米、神曲大火煮开，转小火，煮至粥熟即可，每日 2～3 次。
功效：适用于脾胃失调引起的厌食症。

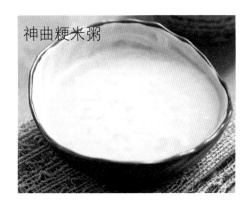

神曲粳米粥

体虚孩子 黄芪、山药、麦芽

⊙ 幼儿期是孩子生长发育的旺盛时期，但是，孩子脏腑依然较嫩，抗疾病能力较弱，加上寒温的自我调节差，容易被疾病侵袭，甚至被食物所伤。因此，幼儿期，孩子的饮食除了全面营养之外，易消化、利吸收也是很重要的一点。不过，孩子在小的时候，选择中药时要慎重，毕竟不像成年人，各个器官发育得较完善，能够相对安全地应对。因此，谨慎选择中药很重要。

适合孩子的中药

⊙**黄芪**

补气升阳、固表止汗，调理小儿自汗、盗汗

⊙**山药**

强健体魄，促进孩子消化

⊙**麦芽**

行气消食，调理小儿食积不化

超有效养生方

调理盗汗 黄芪大米汁

取黄芪 10 克、大米 50 克、白糖适量。将黄芪煎汁，用黄芪汁煮大米粥，待煮熟后，放入适量白糖调味温服即可。

健脾开胃 麦芽苍术饮

炒大麦芽、苍术各 100 克。研成细末，用开水冲服，加白糖调味。

美味养生药膳

鳝鱼山药汤

材料：黄鳝 500 克，山药 100 克，盐 1 克。

做法：

1. 黄鳝宰杀，洗净，切段；山药去皮，洗净，切小块。

2. 锅置火上，放入黄鳝、山药和 1000 毫升清水，大火烧开后转小火煮至锅中的水剩下 600~800 毫升，加盐调味，取汤水给小儿一天 2 次适当饮用。

功效：提高食欲。对孩子肝肾不足、舌淡苔白、食欲缺乏有很好的辅助调理功效。

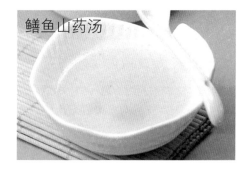

鳝鱼山药汤

中年男性 白芍、葛根、枸杞子

⊙ 中年男性工作和生活压力都很大，如果不注意调养，很容易出现高血压、高血糖、高脂血症、心脑血管疾病、性功能衰减等问题。所以，平时应吃一些补肝益肾之品。

中年男性可选用葛根、白芍、枸杞子等。平时应戒烟、戒油腻食品，宜少量饮酒。

适合中年男性的中药

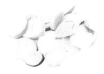

⊙白芍
疏肝解郁，养血敛阴

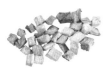

⊙葛根
清热降火、排毒，对"三高"症、心脑血管病有一定疗效

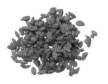

⊙枸杞子
滋阴补肾，倾泻虚热

超有效养生方

保护肝脏 白芍红枣糯米粥

糯米 80 克，红枣 30 克，小麦、蜂蜜各 20 克，白芍 15 克。小麦和白芍加水煮汁，然后在药汁中加入糯米和红枣煮熟，最后用蜂蜜调味即可。

去火排毒 葛根山药炖猪排

葛根 50 克，山药 50 克，猪排骨 250 克。排骨备好，氽水，放入开水锅中，同时加入葛根和山药一起煮沸，然后用小火炖 1 个小时，最后调味。

美味养生药膳

枸杞炖羊肉

材料：羊腿肉 900 克，枸杞 50 克，姜、葱、清汤、盐各适量。

做法：

1. 羊肉用开水煮透，冷水洗净，切块；枸杞洗净。
2. 锅中加油烧热，放入羊肉块、姜片煸炒。
3. 倒入枸杞子及清汤、葱，大火烧开，小火煮 1~1.5 小时，去葱、姜，用盐调味。

功效：此食谱有强筋补肾的功效。

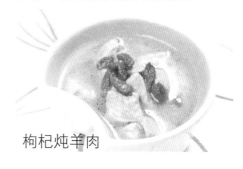

枸杞炖羊肉

中年女性 桂圆、益母草、大枣

⊙ 女性到了中年以后，相较于男性，衰老更明显，身体容易"冷"，遇到更年期后，心理也会有很大的波动，会出现一系列的更年期症状，因此，女性养生更要全面呵护。在饮食上，冰激凌、火锅一类不能想吃就吃，更不能为了苗条而节食。要适当吃一些含铁丰富、温热的食物。而一些补气血、活血化瘀的中药，可以帮你进行很好的调理。

适合中年女性的中药

⊙桂圆
补益气血，温暖肠胃，调理体虚怕冷、失眠健忘

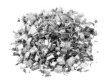

⊙益母草
活血调经，利尿消肿，调理月经不调、痛经、瘀血腹痛

⊙大枣
补气益血，活血通脉

超有效养生方

缓解痛经症状 益母草银耳羹

益母草 300 克，沸水焯透，然后取出切段。胡萝卜片、木耳、银耳各 50 克，也用开水焯透，与益母草一同放入碗内，加调料拌匀即可。

补气血 桂圆肉党参汤

桂圆肉 20 克，大枣 10 颗，党参 30 克。将材料准备好，然后放入砂锅加水煎至党参煮熟即可。

美味养生药膳

桂圆花生大枣汤

材料：花生 100 克，桂圆肉 25 克，红枣 10 颗，冰糖适量。

做法：

1. 花生洗净，清水浸泡 3 小时，红枣洗净。
2. 锅中放入花生、桂圆肉和没过食材的清水，大火烧开后转小火煮至花生熟软。
3. 下入红枣略煮，加冰糖煮至溶化即可。

功效：补血补铁，对中年女性失眠、贫血有较好的效果。

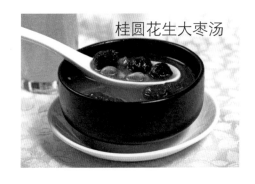

桂圆花生大枣汤

老年人 灵芝、白果、莲子

⊙ 老年人体质渐差，生理上开始由盛转衰，出现了阴阳、气血及脏腑、形体的老化与不足，并因此导致抗病能力较差，易受外邪侵袭，而引起疾病。病后又因正气的消耗，使阴阳气血失调，加快了衰老的速度。中医认为，肾为人体先天之本，主骨生髓，主发育与生殖，因此，中老年人养生保健应以补益肾精为主。

适合老年人的中药

⊙**灵芝**

增强免疫力、抗衰老、抗神经衰弱

⊙**白果**

健脾固肾，敛肺定喘

⊙**莲子**

养心安神，镇静、强心、抗衰老

超有效养生方

止咳喘 白果炖乌鸡

白果8个，乌鸡1只。乌鸡处理好，洗净。白果填入乌鸡腹中，入锅，加入适量米酒和清水，小火煮熟，最后调味即可。

增强免疫力 灵芝银耳羹

灵芝10克，银耳6克，冰糖15克。将材料用小火煮至银耳成稠汁，然后取出灵芝的残渣即可服用。

美味养生药膳

莲合猪肉汤

材料：猪瘦肉200克，莲子、百合各30克，盐、香油各适量。

做法：

1.百合洗净、泡开，莲子洗净，用水浸泡2小时；猪瘦肉洗净，切成小块。

2.砂锅加水，放莲子、百合和猪瘦肉，大火烧开，再用小火慢炖；待肉快熟时，加入盐、香油调味，炖至肉烂。

功效：养心润肺，降压安眠。

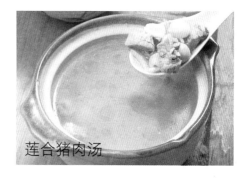

莲合猪肉汤

电脑族 金银花、决明子、鱼腥草

⊙ 电脑族最需要保护的是眼睛，预防电脑辐射带来的伤害。很多电脑一族容易出现眼睛干涩、视物不清等问题，甚至出现严重的眼病。"久视伤肝，久坐伤骨"，久视和久坐都是电脑一族身体亚健康的主要原因。因此，电脑一族的朋友要格外注意养肝护肾。另外，还要保持良好情绪，多吃绿色食物，多运动，晚上 11 点之前要上床睡觉，都是很好的保肝好习惯。

适合电脑族的中药

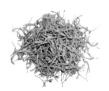

⊙金银花

祛风清热，调理目赤肿痛、多泪

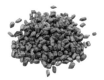

⊙决明子

清热明目、补脑益髓、镇肝气、益筋骨

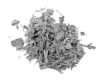

⊙鱼腥草

清热解毒、消痈排脓、利尿通淋

超有效养生方

保护眼睛 二花大米粥

金银花、白菊花各 5 克，大米 100 克。金银花和白菊花煮汁，然后加入大米煮粥食用即可。

保护视力健康 决明子山楂茶

决明子、山楂各 10 克，槐花 5 克，荷叶 3 克。将材料用沸水冲泡 15 分钟即可饮用。

美味养生药膳

鱼腥草茶

材料：鱼腥草 15 克，冰糖 30 克。

做法：

1. 鱼腥草择洗干净，沥干水分。

2. 在陶壶中加入鱼腥草和 800 毫升水，煮沸。

3. 用小火煮 20 分钟，将鱼腥草汁过滤出来，加冰糖，溶化后即可饮用。

功效：明目、抗辐射、抗病毒。

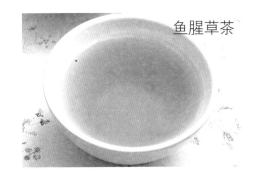

鱼腥草茶

夜猫族 薄荷、枸杞子、菊花

⊙ 夜猫族因为经常熬夜，常会出现皮肤黯淡、黑斑、眼睛疼痛、干涩、发胀、上火、失眠等问题。平时要选择一些清热降火、养肝明目的膳食。

枸杞子、菊花可清肝明目，安神助眠。即使工作需要，也不要靠咖啡、浓茶和香烟的刺激使大脑保持清醒，可选择薄荷清利头目，也可做些简单活动，比如：原地踏步走、揉捏太阳穴、或活动四肢。

适合夜猫族的中药

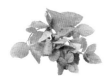

⊙薄荷

清头目，利咽喉

⊙枸杞子

滋肝补肾，明目

⊙菊花

清肝明目

超有效养生方

清热解毒，提神 薄荷菊花茶

薄荷5片，菊花6朵，用沸水冲泡，加盖闷5~10分钟即可当茶饮用。

增强免疫力 枸杞子灵芝茶

枸杞子10~20克，灵芝10克，用水煎当茶饮用。

美味养生药膳

胡萝卜枸杞豆浆

材料：胡萝卜80克，黄豆50克，枸杞子15克，冰糖10克。

做法：

1. 黄豆用清水浸泡8~12小时，洗净；胡萝卜洗净，去皮，切块；枸杞子洗净。
2. 将上述食材倒入全自动豆浆机中，加水至上、下水位线之间，按下"豆浆"键，煮至豆浆机提示豆浆做好，过滤后加冰糖搅拌至化开即可。

功效：养肝、护眼、增强抵抗力。

胡萝卜枸杞豆浆

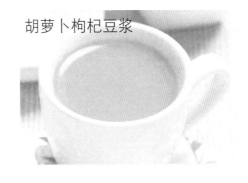

饮酒族 白扁豆、菊花、葛根

⊙ 饮酒族一般会导致脂肪堆积在肝脏，引起脂肪肝、肝纤维化、肝硬化，或引起胃溃疡、大脑皮质萎缩。饮酒族可选用清热解毒、健脾化湿的药材和食材。

酒后，可以食用芹菜汁、西红柿汁、香蕉、葡萄等，缓解喝酒引起的不适。

适合饮酒族的中药

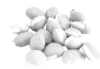

⊙白扁豆

健脾化湿，解酒毒

⊙菊花

清热解毒，醒酒

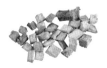

⊙葛根

和胃醒脾，解酒毒

超有效养生方

滋阴补肾，养肝明目 菊花枸杞子茶

将菊花 3 朵和 7 粒枸杞子用沸水冲泡，待茶汤颜色变深时即可饮用。

醒脾和胃，解酒 葛根汁

葛根 30 克，用水煎汤，饮服。

美味养生药膳

白扁豆大米粥

材料：白扁豆 30 克，大米 50 克。

做法：

1.白扁豆洗净后，泡 8~10 小时；大米洗净，用清水泡 1 小时。

2.大米与白扁豆放入砂锅中，砂锅中加入适量清水，大火煮开，小火炖至扁豆熟软即可。

功效：健脾胃，醒酒。

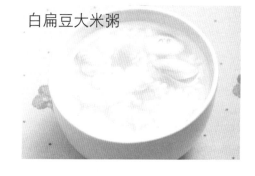

白扁豆大米粥

吸烟族 百合、麦冬、罗汉果

⊙ 吸烟族由于经年累月抽烟，容易咳嗽、咳痰，易患呼吸道疾病，吸烟还会使人记忆力减退，过早衰老。吸烟族应该选用养肺润燥类中药，以保护肺脏。

吸烟和吸二手烟者平时可常吃牛肉、胡萝卜、花生、豆芽、白菜、坚果等，宜多喝茶，促进有毒物排出。

适合吸烟族的中药

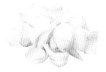

⊙百合
养阴润肺，止咳化痰

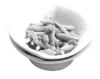

⊙麦冬
养阴生津，清心润肺

⊙罗汉果
利咽清肺，止咳化痰

超有效养生方

养阴润燥 麦冬百合饮

麦冬 12 克，百合 10 克，梨 1 个，胖大海 4 枚。将前 3 味煎水取汁，冲泡胖大海，频频饮服，可以养阴润燥、清肺。

清利咽喉，化痰止咳 罗汉果茶

罗汉果 1 个敲碎，分成 8 等份，每日取 1 份，用沸水冲泡，当茶饮用。

美味养生药膳

黑豆百合豆浆

材料：黑豆 50 克，鲜百合 25 克，冰糖 15 克。

做法：

1. 黑豆用清水浸泡 8~12 小时，洗净；鲜百合洗净。

2. 将上述食材一同倒入全自动豆浆机中，煮至豆浆机提示豆浆做好，加冰糖搅拌至化开即可。

功效：清心安神，滋阴润燥。

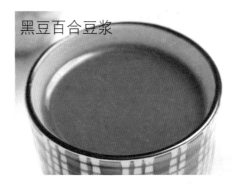

黑豆百合豆浆

附录

家庭常用中成药

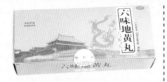

◎六味地黄丸

用于肾阴亏损所致的头晕耳鸣、腰膝酸软、骨蒸潮热、盗汗遗精等。

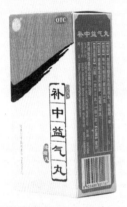

◎补中益气丸

适用于脾胃虚弱、体倦乏力、食少腹胀、久泻脱肛、子宫脱垂等症。

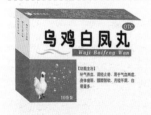

◎乌鸡白凤丸

适用于气血两虚，身体瘦弱，腰膝酸软，月经不调，白带量多等。

◎阿胶补血膏

适用于久病体虚、气短乏力、月经不调、产后虚弱、妇女崩漏血虚等症。

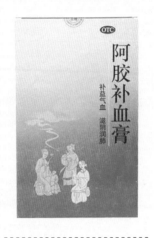

◎四君子合剂

适用于气血双亏、腰背酸痛、神经衰弱、头晕贫血、疲劳过度、失眠等症。

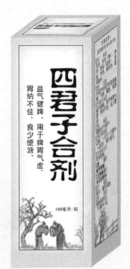

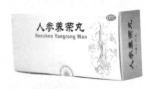

◎人参养荣丸

适用于心脾不足，气血两亏，形瘦神疲，食少便溏，病后虚弱等症。

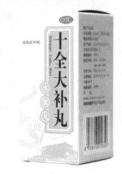

◎十全大补丸

适用于气血两虚、面色苍白、气短心悸、头晕自汗、体倦乏力等症。

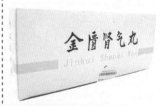

◎金匮肾气丸

适用于肾阳不足，肾虚水肿，腰膝酸软，小便不利，畏寒肢冷以及肾阳虚型的慢性肾炎、慢性肾盂肾炎、前列腺炎、尿潴留、甲状腺功能低下等病症。